Dr Mohamed SALEH

Ancien Externe des Hôpitaux de Lyon.

ÉTUDE CRITIQUE

des états dits

Pseudo-Tumeurs

Cérébrales

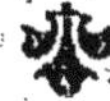

TRÉVOUX

Imprimerie Jules JEANNIN

Rue du Port

1912

ÉTUDE CRITIQUE

DES ÉTATS DITS

PSEUDO-TUMEURS CÉRÉBRALES

Dr Mohamed SALEH

Ancien Externe des Hôpitaux de Lyon.

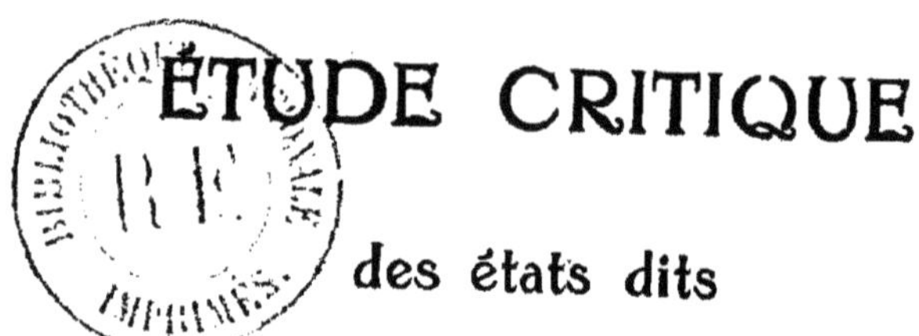

ÉTUDE CRITIQUE

des états dits

Pseudo-Tumeurs

Cérébrales

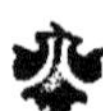

TRÉVOUX

Imprimerie Jules JEANNIN

Rue du Port

1912

A Son Altesse le Prince HAIDAR PACHA FAZIL

Bien faible hommage de notre affection inaltérable et de notre vive et profonde reconnaissance.

A Son Excellence HUSSEIN PACHA ROUCHDY
Ministre de la Justice d'Egypte,

*En témoignage de notre très vive
gratitude.*

A LA MÉMOIRE VÉNÉRÉE DE MA MÈRE

A MADAME ET MONSIEUR MOHAMED RIFAAT

A NOS AMIS D'ENFANCE

SALEH ET MAHMOUD RIFAAT

A NOS AMIS ET COLLÈGUES

LES DOCTEURS EMILE DUMOUSSEAU, HENRY CARRET
ET LÉON LABANOWSKY

A NOTRE MAITRE ET PRÉSIDENT DE THÈSE

Monsieur le Professeur J. TEISSIER

Professeur de Clinique Médicale,
Associé national de l'Académie de Médecine,
Officier de la Légion d'honneur.

Que nous remercions vivement et de l'honneur qu'il nous fait de présider notre thèse et de la sollicitude bienveillante qu'il a bien voulu nous témoigner lors du semestre passé dans sa Clinique, à l'Hôtel-Dieu.

A NOS MAITRES

QUI ONT BIEN VOULU FORMER NOTRE JURY DE THÈSE

MONSIEUR LE PROFESSEUR PAVIOT

Professeur d'Anatomie pathologique,
Médecin des Hôpitaux.

MONSIEUR LE DOCTEUR CADE

Professeur agrégé,
Médecin des Hôpitaux.

MONSIEUR LE DOCTEUR L. THÉVENOT

Professeur agrégé.

A NOTRE MAITRE

MONSIEUR LE DOCTEUR L. BÉRIEL

Médecin des Hôpitaux,
Chef des Travaux d'Anatomie pathologique à la Faculté.

*Qui a bien voulu nous inspirer le sujet
de la thèse et qui a plus d'un titre à notre
vive reconnaissance.*

A NOS MAITRES

DE LA FACULTÉ DE MÉDECINE

M. le Professeur Jules COURMONT,
M. le Professeur LESIEUR,
M. le Professeur MORAT,
M. le Professeur LACASSAGNE.

A NOS MAITRES DANS LES HOPITAUX

M. le Professeur E. ROLLET, professeur de Clinique Ophtalmologique,

M. le Docteur L. BÉRIEL, médecin des Hôpitaux,

M. le Professeur FABRE, professeur de Clinique Obstétricale,

M. le Docteur ALBERTIN, chirurgien des Hôpitaux,

M. le Professeur J.-P. COLLET, médecin des Hôpitaux,

M. le Professeur J. TEISSIER, professeur de Clinique Médicale,

M. le Docteur CADE, professeur agrégé, médecin des Hôpitaux,

M. le Docteur DEVIC, professeur agrégé, médecin des Hôpitaux,

M. le Docteur G. MOURIQUAND, professeur agrégé, médecin des Hôpitaux,

M. le Docteur DESLOT.

A NOS PREMIERS MAITRES

DE LA FACULTÉ FRANÇAISE DE MÉDECINE DE BEYROUTH

A NOS MAITRES DE LA FACULTÉ DES SCIENCES

M. le Professeur RAPHAEL DUBOIS

Professeur de Physiologie générale et comparée,
Directeur du Laboratoire de Biologie maritime de la Faculté
des Sciences, à Tamaris-sur-Mer.

M. EDMOND COUVREUR

Chargé de Cours,
Chef des Travaux de Physiologie à la Faculté des Sciences.

INTRODUCTION

———

Comme nous le verrons dans la partie de ce travail consacrée à l'historique, c'est en Allemagne qu'on a réuni, sous le nom de Pseudo-tumeurs cérébrales, un certain nombre de faits très curieux. On trouverait difficilement, en France, des mémoires d'ensemble sur ce sujet, bien que le terme ait été incidemment adopté pour désigner quelques rares observations.

Il nous a donc semblé utile de présenter une revue critique de ces faits, auxquels nous ajoutons une observation inédite.

Nous avons parcouru, pour cette étude, tous les documents que nous avons pu réunir concernant ce sujet, et nous avons fait nos efforts pour ne laisser échapper aucune observation. Nous avons consulté, autant qu'il a été possible, les faits dans l'original ; exceptionnellement, nous avons dû nous contenter d'analyses. Nous avons dû admettre, pour limiter le champ de notre étude, *une définition provisoire* du groupe en en empruntant les termes à l'auteur qui s'est le plus occupé de la question : Nonne. Nous réunissons donc pour cette étude critique *les faits, sans étiologie connue qui se développent avec un ensemble symptomatique tel que le diagnostic de tumeur cérébrale s'impose à l'exclusion de tout autre, alors que l'autopsie ou l'évolution vers la guérison (assez longtemps suivie) démontre l'absence de néoplasme* (1).

La plupart de ces faits ont été publiés sous le nom de Pseudo-tumeurs et ont fait l'objet de considérations générales. Ce sont principalement ceux-là qui font la base de nos observations. Toutefois, nous y avons joint quelques rares cas, dans lesquels la dénomination de Pseudo-tumeur n'a pas été explicitement employée, mais qui sont très typiques, et en particulier l'observation inédite de M. le Dr Devic, dans laquelle le diagnostic de tumeur avait été porté après de multiples examens. Inversement, nous avons éliminé un certain nombre d'observations qui, bien que publiées sous le nom précédent, sortent manifestement et sans discussion des états dits Pseudo-tumeurs, observations dans lesquelles le syndrôme clinique faisait poser avec quelque vraisemblance un diagnostic plus précis, observations dans les-

---

(1) Cette définition, qui nous le répétons nous sert provisoirement à limiter notre étude, nous permet d'éliminer *ipso facto* la syphilis cérébrale.

Nous éliminerons aussi les tubercules solitaires qui sont, en somme, des tumeurs.

quelles il existait véritablement un néoplasme, observations non suivies d'autopsie et publiées après un délai très court.

Il y a, en effet, fréquemment comme on sait, des erreurs de diagnostic en matière de néoplasies encéphaliques. Mais — et nous insistons sur ce point — les observations typiques du groupe que nous envisageons ne peuvent être considérées comme telles : ce sont, encore une fois, des cas dans lesquels, en l'état actuel de nos connaissances, on est pour ainsi dire tenu de faire le diagnostic de tumeur.

Après avoir réuni tous ces faits, dont nous donnons dans notre premier chapitre une revue historique et dont les documents sont réunis par groupes à la fin de ce travail (chap. VI), nous avons cherché à les étudier dans un esprit critique. Nous avons analysé dans une première partie (chap. II) les symptômes présentés dans les divers cas, afin de saisir si des caractères primordiaux communs à tous les cas, justifiaient leur réunion. L'étude du substratum anatomique des observations (chap. III) nous a permis de les classer en rapportant chacune à leur véritable origine. Cette critique nous a permis d'envisager dans un chapitre de pathogénie (chap. IV) comment pouvaient s'expliquer, en l'absence de tumeur, le développement et l'évolution des symptômes ; et nous avons été ainsi amené à conclure, disons-le de suite, que le groupement de la plupart de ces faits était artificiel ; — et que, même dans quelques rares cas, encore obscurs, si l'on ne peut rapporter le complexus morbide à aucune lésion connue, le terme de Pseudo-tumeur était inexact.

Bien que nous aboutissions ainsi à des propositions, pour ainsi dire, négatives, nous pensons que ce travail ne sera pas sans quelque utilité : nous avons pensé, en réunissant des documents épars dans la littérature, donner quelques aperçus sur des états morbides encore à peine connus et soulever aussi, sans avoir la prétention de les résoudre, des questions pratiques du plus haut intérêt : soit pour le diagnostic différentiel de diverses affections organiques de l'encéphale, soit pour leur pronostic, soit pour leur traitement. Il ne nous était pas possible de préciser ces divers points. Nous en disons cependant quelques mots dans un chapitre consacré à ces considérations pratiques (chap. V).

Avant d'exposer notre travail, qu'il nous soit permis, au moment où, après de longues études, nous avons enfin l'honneur et la joie d'entrer dans la grande famille médicale, d'exprimer ici nos sentiments à tous ceux qui ont directement droit à notre reconnaissance. Ce n'est pas seulement pour satisfaire aux bonnes traditions que nous consacrons ces quelques lignes. Mais c'est bien plutôt pour essayer de nous acquitter nous-même d'un devoir du cœur envers ceux qui nous ont soutenu et aidé. Or, parmi nos amis et nos Maîtres aimés, il s'en trouve à cette heure qui ne sont plus de ce monde. Que notre gratitude soit, pour leur tendre souvenir, la mémoire de notre cœur.

« La reconnaissance, a dit Massieu, est la mémoire du cœur ».

Nous voudrions assurer tous nos Maîtres et tous ceux qui nous ont accordé leur confiance, leur amitié ou leur sympathie, du souvenir très vivant que nous leur garderons.

Et si nous voulons faire généralement allusion à nos tout premiers maîtres du Caire ou d'Alexandrie, à nos premiers maîtres en médecine de la Faculté française de Beyrouth et à ceux des corps universitaire et hospitalier lyonnais, nous ne pouvons ne pas mentionner quelques-uns qui nous ont témoigné une bienveillance spéciale.

Que M. le professeur Morat et Madame, que M. le professeur Rollet, que M. le professeur Lacassagne reçoivent ici l'expression de notre vive gratitude.

M. le professeur Paviot nous avait admis à son laboratoire, nous le prions de bien vouloir agréer tous nos remerciements.

Nous remercions aussi notre Maître, M. le docteur Devic pour son enseignement et pour notre observation inédite que nous devons à sa riche collection.

Nous devons au Maître et à l'ami qu'est M. le docteur L. Bériel, une très affectueuse reconnaissance. Nous n'oublierons jamais les moments agréables que nous passâmes ensemble pendant sa collaboration précieuse à notre travail. Une année durant, nous avons travaillé sous sa direction à l'anatomie pathologique du système nerveux. C'est grâce à lui d'ailleurs que nous avons appris à aimer cette pathologie spéciale dont est fait le sujet de cette thèse inaugurale.

Nous avons été heureux d'acquérir en France des affections sûres et dévouées. Nous regrettons ne pas pouvoir rappeler ici tous nos amis également chers à notre cœur.

Mais nous devons une reconnaissance vive, profonde et très affectueuse à nos amis, l'éminent orientaliste M. Hippolyte Dreyfus-Barney, avocat à la Cour d'Appel de Paris et Madame, ainsi qu'à leur famille.

Nous devons aussi essayer d'exprimer ici des sentiments de gratitude et d'affection dévouée à nos amis M. Edwin Scott, membre de la Société nationale des Beaux-Arts, et Madame, qui nous ont témoigné eux aussi une parfaite amitié dont nous voudrions demeurer toujours digne.

Mais à l'heure où il faut se résigner à quitter la France, si belle, si hospitalière, que nous avons aimée et connue depuis longtemps déjà et où nous avons acquis notre formation professionnelle, nous dirons simplement que nous lui devons trop et nous y laissons trop d'amis chers à notre affection, pour l'oublier jamais.

Nous n'oublierons pas non plus la belle ville de Lyon et moins encore cette institution lyonnaise de « l'Association Républicaine pour favoriser les Etudes Médicales ». C'est à cette institution que nous avons passé les meilleures heures de travail de notre vie d'étudiant. C'est grâce à ses bibliothèques que la documentation pour notre thèse était chose aisée et agréable. Qu'il nous soit permis de remercier de tout notre cœur et les maitres qui la dirigent et nos camarades si aimables qu'on rencontre dans ses salles. Un mot en outre pour exprimer ici nos vifs remerciements à nos camarades Kamenetzky et Lazare Mirsky, à qui nous devons la traduction de la plupart des observations et mémoires étrangers que nous eûmes à consulter ou à rapporter.

CHAPITRE PREMIER.

Revue historique des travaux publiés sur les soi-disant « pseudo-tumeurs cérébrales ».

Le groupe des faits que l'on a réunis sous le nom de pseudo-tumeurs cérébrales est très disparate, et son étude confine à celle de différentes affections encéphaliques récemment étudiées ; nous ne pouvons donc dans ce premier chapitre passer toutes ces dernières en revue et nous renverrons, pour quelques-unes d'entr'elles tout au moins à l'historique contenu dans les thèses parues en France à leur sujet. Nous indiquons ainsi pour l'encéphalite aiguë non suppurée celles de Chartier et de Nové-Josserand (th. de Lyon 1910), pour les méningites séreuses à celle d'Alamelle, et pour les épendymites à celle de Merle.

Travail original de **NONNE**, et observations antérieures (**OPPENHEIM**).

Cette remarque étant faite, il est intéressant de noter ici comment s'est développée la conception des pseudo-tumeurs cérébrales. Cette histoire ne date guère que du mémoire de Nonne de 1904 ; le travail de l'éminent clinicien de l'hôpital d'Eppendorf à Hambourg marque, en effet, la première étape dans l'histoire des pseuso-tumeurs. A la vérité, on avait déjà auparavant rapporté quelques rares observations, où l'on était en droit d'affirmer le diagnostic de tumeur cérébrale, alors que l'évolution ultérieure de la maladie ou l'examen anatomique venait infirmer ce diagnostic : tel était le cas pour les observations d'Eichorst, de Bönninghaus, de Bramwell, de Brasch, de Schultze, de Morton-Prince, de Münzer, de Biller, de F. Krause-Böttiger, de Gerhardt, de Fuchs, etc. (cités par Oppenheim), où il s'agissait de méningite séreuse ; tel était aussi le cas pour Wernicke et Wilbrand (cité par Saenger), où il s'agissait de certains ramolissements aigüs, avec hypertension et stase papillaire (1). Mais c'est surtout le travail d'Oppenheim qui est intéressant parmi ces précurseurs.

Oppenheim avait publié en effet, en 1901, six obser-

______

(1) Nous n'avons pas rapporté ces faits, ne commençant notre critique qu'à partir du travail de Nonne, parce qu'il dit seulement à dater de sa publication que l'observation a été portée sur cet état.

vations d'enfants ou de jeunes sujets chez lesquels était apparu un syndrôme apyrétique grave : avec céphalée, torpeur, nausées, vomissements, stase papillaire ; avec signes de localisation dans les régions motrices corticales, sous forme d'épilepsie jacksonienne, ayant précédé ou suivi des monoplégies. Le tout finissait par guérir spontanément ou sous l'influence de la thérapeutique (principalement l'iode). Comme il n'y avait dans ces cas absolument aucun signe permettant de soupçonner une syphilis acquise ou congénitale, et que l'évolution de la maladie n'était pas favorable à l'hypothèse d'une encéphalite aiguë, Oppenheim avait admis que ces états pouvaient correspondre, ou bien à une encéphalite non suppurée d'un type anatomique non encore connu, ou bien à une méningo-encéphalite tuberculeuse limitée à la région motrice de l'écorce, curable, analogue à la méningite en plaques des auteurs français (Chantemesse, Combe, Raymond, etc.). L'absence de fièvre ou d'une autre localisation appréciable de la tuberculose n'était pas tout à fait en faveur de cette dernière hypothèse, mais, par contre, les observations récentes avaient démontré la possibilité de la guérison de telles altérations tuberculeuses ; le cas publié en 1898 par KIRNBERGER en était une démonstration renouvelée depuis (1), son malade avait pendant un an et demi souffert d'épilepsie jacksonienne avec hémiparésie et légère atteinte du nerf optique ; il était ensuite resté six

---

(1) En particulier par Velter et Chauvet (Cas I).

ans sans présenter aucun trouble, et on avait trouvé, à l'autopsie, dans la région atteinte, une concrétion calcaire entourée d'un tissu cérébral ramolli.

Oppenheim, qui n'avait pas rapporté, dans ses cas, de contrôle anatomique, présentait donc simplement des hypothèses, et, en fait, il avait simplement établi cette proposition, aujourd'hui classique en Allemagne : « Si l'on voit apparaître chez des enfants des signes d'une maladie en foyer du territoire moteur, accompagnés des symptômes généraux d'une tumeur cérébrale, on doit malgré tout être réservé sur le diagnostic de tumeur dans le sens étroit du mot. » Mais, au dire même de l'auteur, « cette conception a été ensuite notablement étendue et approfondie par Nonne. Non seulement celui-ci a vu une régression complète des signes de tumeur, — particulièrement sous l'influence d'une thérapeutique spécifique, — mais il a pu aussi démontrer que, dans des cas de cet ordre, tout substratum anatomique appréciable pouvait manquer : aussi pouvait-il fonder la notion des pseudo-tumeurs. » (1)

Nonne, dans ce mémoire de 1904, rapporte 18 observations qui ne sont pas toutes valables pour l'étude de ces cas, mais qui sont cependant dans l'ensemble d'un grand intérêt ; il les accompagne de réflexions fort judicieuses. Il reconnaît que les symptômes des tumeurs cérébrales ne sont en aucune façon pathognomoniques, mais, admettant que l'ensemble des signes, le manque d'étiologie

---

(1) Oppenheim, Lehrbuch, d. Nerv-Krkh, 1908, II, p. 1044.

apparent, et l'évolution ont cependant habituelle-
ment quelque chose d'assez caractéristique, il écrit :
« Il y a des complexus cliniques qui, d'après notre
expérience et nos connaissances acquises, permettent
d'établir le diagnostic de tumeur cérébrale, dans
lesquels cependant l'évolution ultérieure nous montre qu'un tel diagnostic était erroné, et dans lesquels
la réflexion rétrospective ne nous permet pas de
comprendre pourquoi ce dernier était faux. Je fais
allusion, ajoute-il, aussi bien aux cas qui guérissent,
qu'à ceux qui sont suivis d'une autopsie négative. »
Nonne, en effet, rapporte plusieurs observations
suivies du contrôle anatomique. Parmi celles-ci, il en
est où l'on note des lésions d'un type déjà connu,
capables d'expliquer l'hypertension intracrânienne
et même les signes de localisation ; mais il en est
d'autres, les plus intéressantes certainement, où les
recherches les plus minutieuses, macroscopiques,
histologiques ou bactériologiques, ne décèlent
aucun substratum apréciable, ni aucune infection
connue. Et pourtant le complexus clinique avait
évolué dans ces cas comme dans les autres, « comme
si un processus pathologique lentement croissant et
progressif était en cause » (Oppenheim). C'est pour
caractériser ces faits, divers par leur nature, mais
ayant des caractéristiques communes, que Nonne
proposa le terme de « Pseudotumor cerebri. »

Ce travail de Nonne a donc une importance capi-
tale en l'espèce ; car, s'il s'inspire des remarques
d'auteurs antérieurs, et en particulier de celles
d'Oppenheim, il établit la fréquence relative de ces

cas singuliers, et leur existence possible chez des sujets adultes, chez lesquels le diagnostic de tumeur cérébrale est porté avec plus de facilité ; mais, surtout, il apporte des données anatómiques, et il fournit cette démonstration intéressante, qu'il existe des cas très complets au point de vue clinique, ne correspondant à aucune lésion anatomique appréciable. Enfin, c'est Nonne qui, à notre connaissance, introduit le terme de « pseudo-tumeur cérébrale » ; quelles que soient les critiques dont soient passible, et la conception de l'auteur, et ce terme lui-même, il importe de le signaler. De ce jour devaient apparaître, surtout en Allemagne, de nouvelles observations en assez grand nombre.

Remarque sur les travaux concernant l'épilepsie jacksonienne idiopathique.

Avant de les signaler, nous devons enregistrer quelques remarques historiques touchant un point assez rapproché de l'étude des « pseudo-tumeurs cérébrales » ; nous voulons parler de « l'épilepsie jacksonienne idiopathique ». On trouvera à son sujet des études détaillées dans d'autres travaux d'ensemble, et particulièrement dans la thèse lyonnaise de R. ROME ; mais comme ce point de pathologie touche de près à notre étude, et qu'il en sera souvent question ici, il est nécessaire d'en dire quelques mots.

On sait que l'idée d'une hémiépilepsie essentielle

n'est pas nouvelle, et déjà, à l'époque où l'on attribuait aux convulsions localisées une valeur diagnostique rigoureuse, Landouzy et Siredey publiaient une observation d'épilepsie jacksonienne avec autopsie négative (1884). Ces auteurs pensaient alors qu'il s'agissait peut-être d'une forme spéciale d'épilepsie à type hémiplégique (1).

Löwenfeld (Archiv. f. Psychiatrie Bd XXI), rapporportant deux observations, d'ailleurs sans autopsie, émit l'opinion que l'épilepsie jacksonienne pouvait être essentielle, et Féré fit remarquer que cette forme, comme l'épilepsie vulgaire, pouvait présenter des paroxysmes autres que les convulsions (équivalents psychiques, hallucinations, impulsions), qu'elle pouvait s'associer aussi à la migraine ophtalmique, et il en inférait qu'elle pouvait apparaître sans lésions corticales. Cet avis fut partagé par Biswanger; et Gowers mentionna l'épilepsie localisée unilatérale idiopathique ; Bignat, élève de Pitres, pense qu'à côté des faits d'épilepsie corticale à étiologie nettement établie, il existe une foule de circonstances où l'épilepsie partielle ne constitue que de simples troubles fonctionnels *siné materia*, et il publie trois observations de malades guéris par l'application de vésicatoires au dessus du siège de l'aura. (*Bull. gén. de Thérap.*, 1895). Sacchi (Gaz. Ospedale, 1896), Raynold (*Brit. med. Journal*, 1899) citent des cas

---

(1) Nous pensons d'ailleurs, que dans cette observation, il s'agissait d'une émiphalite hémorragique non suppurée, si l'on en juge, du moins, par les détails de l'autopsie.

terminés par la guérison, Sachs et Guster, deux observations de trépanation négative comme des exemples d'épilepsie jacksonienne essentielle. Negro, dans un cas où les accès étaient précédés d'hémiplégie motrice récidivante, admet également une hémiépilepsie idiopathique (Arch. di Psychiatria 1904). Mais c'est surtout Léo Müller qui publie en 1905, une revue intéressante de la question ; cet élève de Nonne cite des observations de Schultze, de Henschen, de Poelchen et Donath, et apporte huit observations personnelles, dont une seulement sans autopsie ; il arrive à cette proposition : « Nous croyons pouvoir conclure de nos observations que par analogie avec l'état de mal généralisé sans lésions organiques, il peut se développer un état de mal unilatéral, à type jacksonien, sans lésions décelables à l'autopsie ». Depuis le travail de Müller, plusieurs auteurs ont publié des cas d'état hémiépileptique idiopathique (Henneberg, 1905 ; Nonne, 1906 ; Bonnhöffer, 1906 ; Stertz, 1907, etc.). Certes, toutes ces observations ne sont pas également valables, mais elles sont très intéressantes à comparer aux faits qui nous occupent ici, et nous aurons l'occasion de les rappeler au cours de ce travail.

Observations de pseudo-tumeurs publiées après le mémoire princeps de Nonne.

Pour revenir aux pseudo-tumeurs, nous trouvons, à la suite du travail de Nonne cité plus haut, plusieurs faits nouveaux.

En **1905**, Henneberg, dans un assez long travail, rapporte entre autres faits deux observations avec autopsie (obs. I et II de son mémoire ; dans la seconde, l'autopsie est limitée au crâne). Dans les deux cas, la mort est survenue à la suite d'une méningite post-opératoire et l'auteur fait remarquer que les graves lésions ainsi développées accidentellement ont pu masquer des altérations antérieures moins grossières. Il suppose qu'il existait un certain degré d'hydrocéphalie susceptible de déterminer les symptômes, et ayant pu échapper aux investigations ; ces observations sont d'ailleurs criticables en quelques points ; nous y reviendrons.

La même année, Reichardt publie une observation, mais nous ne la rappelons que pour mémoire ; le tableau clinique rappelle vraiment trop peu les tumeurs cérébrales ; et, comme le font remarquer Finkelnburg et Eschbaum, dans une critique ultérieure, si l'on prend ce cas pour une P.-Tumeur cérébrale, la délimitation du groupe devient absolument impossible à établir (1).

En France, pour la première fois, Mocquin publie en 1905 une observation de « pseudo-tumeur cérébrale par empyème ventriculaire ».

---

(1) Il s'agissait d'un homme de 18 ans qui présenta un état de stupeur catatonique avec un début de stase papillaire, sans autre signe de tumeur. L'autopsie fut négative. Les considérations annexées à l'observation sont curieuses. Reichardt, considérant le poids du cerveau (1511 gr.) par rapport à la capacité crânienne (1400 cc.), admet qu'il y avait « gonflement » du cerveau ; il se demande si, dans ce cas comme dans d'autres de pseudo-tumeur, ce gonflement ne pourrait pas être à lui seul, la cause de la mort.

Rosenfeld, toujours la même année, dans un mémoire sur l' « Encéphalite de la bandelette optique » fait connaître un cas qui nous paraît devoir être ajouté au groupe de faits dont nous nous occupons ici. De même nous rapporterons deux observations de Willy Vorkastner, publiées dans son article sur « Quelques données pratiques dans le domaine de la thérapeutique des maladies nerveuses ». Dans l'une de ces observations, il s'agit d'un ramollissement cérébral ayant simulé une tumeur ; l'autre concerne un enfant de 10 ans, chez lequel un syndrôme néoplasique, d'ailleurs pas très net, n'avait montré aucune lésion appréciable, ni à l'intervention, ni à l'autopsie.

En 1905 encore, Nonne soulève la question des pseudo-tumeurs à la séance du 3 octobre de l'*Ærztlicher Verein*, à Hamburg, à propos de deux nouveaux cas sans autopsie. Il soulève, à propos du problème pathogénique, les hypothèses d'hydrocéphalie secondaire ou idiopathique, d'encéphalite syphilitique, ou de thrombose ayant régressé. Il élimine la syphilis. D'ailleurs cet auteur est d'avis qu'alors même qu'on obtient, en pareille matière, une guérison par le traitement spécifique, on n'est pas en droit de conclure à la syphilis. Cette opinion est exprimée dans son premier mémoire de 1904, à l'occasion de l'observation VII, et nous aurons l'occasion de la discuter ultérieurement.

A la suite de la communication précitée de Nonne, à la séance suivante de la même société (16 octobre), Saenger, Bötticher et Deutschmann prirent la parole;

pour apporter pour la première fois la contribution de leur propre expérience.

Saenger estime que les faits de Nonne sont en somme rares; il rappelle 5 observations personnelles de cas diagnostiqués méningite tuberculeuse, et guéris par des frictions mercurielles, et surtout deux cas présentés déjà à la société, diagnostiqués tumeurs ou hydrocéphalie et tellement améliorés par une opération palliative qu'on pourrait presque parler de guérison. Saenger estime en outre que le terme de pseudo-tumeur est inexact, et qu'il cache en réalité des maladies différentes : hydrocéphalie, syphilis cérébrale, méningite séreuse, thrombose des sinus, certains ramollissements aigus avec hypertension et stase papillaire (Wernicke et Wilbrand). Peut-être, ajoute-t-il, les cas sans lésions de Nonne s'expliquent-ils par le gonflement cérébral de Reichardt.

Bötticher cite un cas se rapprochant de ceux de Nonne ; il s'agissait d'un enfant de 10 ans présentant des symptômes de tumeur cérébelleuse, et ayant été complètement guéri par un traitement arsenical. La communication de Bötticher est intéressante parce qu'il signale des observations analogues concernant la moëlle épinière ; il rapporte deux cas où l'on aurait pu parler de pseudo-tumeur de la moëlle, et où la guérison survint aussi par l'arsenic. Dans un de ces cas, la guérison avait été suivie trois ans.

Deutschmann déclare avoir vu aussi des cas analogues à ceux de Nonne, où l'on était obligé de faire le diagnostic de tumeur cérébrale, et dans lesquels l'évolution ultérieure confirmait la façon de voir de

Nonne. Il compare ces faits, où le substratum anatomique ne peut être décelé, au glaucome, où toute recherche anatomo-pathologique est souvent négative. Il s'agirait en quelque sorte d'un trouble circulatoire aigu. Il cite d'autre part le cas d'un malade chez lequel il constata un œdème papillaire, et chez lequel, un an après, les fonctions visuelles n'avaient pas été modifiées, malgré la persistance de l'aspect ophtalmoscopique ; il pense qu'il s'agissait peut-être là d'une pseudo-névrite optique congénitale. Nous aurons ultérieurement à tenir compte de cette particularité, qui doit être bien exceptionnelle.

En **1906**, Ramsay Hunt, à la séance du 1" mai de la *New-York Neurological Society*, relate deux cas de ramollissement ayant simulé des tumeurs cérébrales; la ressemblance était surtout marquée dans le premier cas : nous les rapporterons toutefois tous les deux en raison de leur intérêt anatomo-pathologique. Hunt insiste sur les ressemblances qui peuvent exister cliniquement entre les abcès du cerveau, les encéphalites et les tumeurs cérébrales, et émet des considérations sur l'« artériosclérose localisée ».

Nous retiendrons en outre une observation publiée à cette époque par Bonnhöffer dans son travail sur la « Signification de l'épilepsie jacksonienne pour le diagnostic topographique », bien qu'il discute le terme de pseudo-tumeur.

La même année, Hermann H. Hoppe, de Cincinnati, fait au meeting de l' « *American Neurological Association*» du 4-5 juin, une intéressante communication sous le titre « Brain-tumor symptom-complex with termination in recovery ». Il rapporte trois observations ayant simulé des tumeurs de la fosse cérébelleuse, dont la première présente une autopsie seulement limitée au crâne. Il connaît seulement les articles princeps de Oppenheim et de Nonne, et discute assez longuement les faits. A noter qu'il relate incidemment un cas de myxœdème sur lequel s'était greffé un syndrôme vaguement pseudo-tumoral, que le traitement thyroïdien sembla nettement influencer.

Nous trouvons ensuite dans la thèse de René Rome un chapitre (chap. VIII) consacré aux « Trépanations négatives et Pseudo-tumeurs ». L'auteur résume comme type l'observation I de Oppenheim et ne retient de Nonne que 12 observations ; disons de suite que nous ne sommes pas tout à fait d'accord avec lui sur sa manière de les interpréter. Il admet d'ailleurs avec une grande réserve l'existence des pseudo-tumeurs. Des conclusions de son travail, celle qui nous intéresse plus particulièrement est la dernière.

« L'épilepsie jacksonienne fonctionnelle s'observe dans deux conditions différentes : tantôt elle relève de causes bien définies, il s'agit de convulsions toxiques ou réflexes à type unilatéral. Tantôt elle s'observe en dehors de toute étiologie fixe et sa pathogénie reste obscure. Dans certains cas, il s'agit d'épilepsie jacksonienne hystérique, dans d'autres cas les convulsions peuvent être dues à une lésion des centres qui guérit sans laisser de traces : pseudo-tumeur cérébrale. Dans quelques cas enfin, des accès jacksoniens fréquents, liés à d'autres symptômes cérébraux, font porter le diagnostic de tumeur ou d'abcès du cerveau, alors que la trépanation reste négative et que l'autopsie laisse encore dans le doute sur la nature de l'épilepsie. On a proposé de réunir ces faits sous le nom d'hémiépilepsie idiopathique, ou d'épilepsie jacksonienne essentielle, termes qui paraissent sujets à la critique. »

Comme on le voit, ces faits ont beaucoup de points de rapport avec ceux que nous envisageons ; mais nous pensons qu'on ne doit pas absolument les confondre, surtout au point de vue clinique, parce qu'il entre dans les épilepsies jacksoniennes des cas trop limités comme symptomatologie qui ne simulent pas des tumeurs, alors que dans d'autres, l'hémiépilepsie n'apparaît que comme un symptôme de localisation, au milieu d'un syndrôme.

En **1907**, apparaît une notion importante, celle de l'arachnitis circonscrite (1). C'est à la séance du 10

---

(1) Depuis longtemps on avait observé des faits dans ce sens, mais sans les préciser. *H. Schlesinger* dans son livre sur les tumeurs de la moelle et des vertèbres (1898), avait signalé l'existence des kystes de la pie-mère spinale. Au commencement de 1903, *Spiller*, *Müsser* et *Martin* publient le premier cas de méningite spinale kystique opérée.

Krause et *Oppenheim* (1906), en relatent un cas à la Société de Médecine berlinoise, sous le nom de meningitis serosa spinalis et à ce propos Krause insista sur les rapports de ces collections kystiques avec les lésions vertébrales concomittantes (exostoses), ou les altérations médullaires (méningo-myélite, gliose spinale).

Si, de la sorte, l'arachnitis circonscrite avait été décrite au niveau de la moelle, elle n'avait pas encore été constatée au niveau du cerveau. Mais il est pourtant juste de rappeler que les interventions pour complications cérébrales consécutives à des

janvier, de la Société de Médecine Berlinoise, que
PLACZECK et KRAUSE rapportent le premier cas de ce
genre diagnostiqué comme tumeur de la région cérébelleuse ; ainsi s'établissait l'existence d'une mo-
dalité de méningite pouvant évoluer avec des symptômes de tumeur. Nous y reviendrons en faisant la
critique des faits.

Peu après, KNAUER fait une communication sur
« les échanges nutritifs dans un cas de pseudo-tumeur », à la séance du 1er juin 1907, de la XXXIIe
*Wanderversammlung sudwestdeutscher Neurologen
und Irrnarzte*, à Baden-Baden. Son observation présente cet intérêt, que c'est la seule, à notre connaissance, où l'on ait cherché à étudier les échanges
nutritifs ; mais les résultats de l'auteur n'ont, par
eux-mêmes, pas grande portée, d'autant qu'ils n'intéressent qu'un cas exceptionnel.

Puis NONNE, la même année, dans un mémoire où
il rapporte des observations de tumeurs bénignes du
cerveau et des cas atypiques d'abcès cérébraux,
présente six nouvelles observations de pseudo-tumeurs, dont trois avec autopsie. Dans l'un de ces
derniers cas, l'examen microscopique n'est pas fait.
Ce travail donne en outre, à l'auteur, l'occasion de
faire une communication sur le diagnostic différen-

---

infections sinusiques (cas de *J. Herzfeld*, 1905) ou otitiques (cas
de *L. Emerson*, 1906) avaient montré que souvent en l'absence de
méningite suppurée ou d'abcès cérébral dont on était autorisé à
soupçonner l'existence, on ne trouvait sous la dure-mère mise à
nu, fortement tendue et dépourvue de battements, qu'une collection liquide claire, dont l'évacuation avait pour effet de faire
disparaître les symptômes nerveux.

tiel des tumeurs cérébrales, à la séance du 14 septembre de la *Jahresversammlung des Gecellschaft Deutscher Nervenarzte*, à Dresde.

En **1908**, Vʀɪɪᴅᴀɢ publie une intéressante observation de pseudo-tumeur, qu'il reconnaît, à l'intervention, comme relevant d'une méningo-encéphalite ; celle-ci guérit ultérieurement.

Wᴇʙᴇʀ et Sᴄʜᴜʟᴛᴢᴇ publient deux cas de pseudo-tumeur avec recherches anatomiques ; il est curieux de signaler que dans l'un de ces deux cas, *il existait effectivement une tumeur*. Toutefois, l'autre cas, que nous rapportons plus loin, présente un grand intérêt et les auteurs soulèvent une question de pathogénie sur laquelle nous reviendrons.

Hᴏᴄʜʜᴀᴜs rapporte une observation avec autopsie (obs. I de son mémoire) qu'il met en parallèle avec les cas de Nonne. Cette observation, nous le verrons, est trop critiquable pour appartenir au groupe des pseudo-tumeurs. Nous croyons devoir la rapporter néanmoins pour la discussion, et comme d'autres, à titre documentaire.

Fɪɴᴋᴇʟsᴛᴇɪɴ publie, de son côté, « Un cas d'Arachnitis adhésive circonscrite au niveau de la base du cerveau, guéri par intervention chirurgicale ». Le diagnostic porté était tumeur de la fosse cérébelleuse à gauche.

Uɴɢᴇʀ fait, à la séance du 23 novembre de la *Société de Médecine interne* de Berlin, la relation d'une « guérison post-opératoire d'un cas d'arachnitis du cervelet », arachnitis adhésive formant, d'après le rapporteur, une pseudo-tumeur.

Accornero Anselmo, de Gênes, public un article
« sur un Syndrôme de tumeur cérébrale ». Il s'agit
d'un cas de tumeur cérébrale avec attaques épileptiformes de moria si bien marquée que la trépanation
frontale fut exécutée. La tumeur cherchée ne fut pas
rencontrée. D'après l'auteur, il ne faut attacher au
symptôme moria qu'une valeur très minime de localisation (1).

Nous ne rapporterons que pour mémoire l'observation (2) d'Apelt, publiée pendant la même année
1908, sous le nom de P. T. Elle n'aurait pas dû être
comprise dans le groupe qui nous intéresse parce que
le tableau symptomatique s'en écarte très notablement. En effet, d'après le complexus symptomatique
venant au premier plan, elle nous fait penser à une
méningite aiguë.

Et d'ailleurs l'examen miscroscopique incomplet
ne laisse-t-il pas lieu au doute ?

Ne sait-on pas en effet, de par l'expérience acquise
(F. Schultze), que, dans la méningite cérébro-spinale
tuberculeuse, les altérations macroscopiques peuvent

---

(1) N'ayant pu remonter à la source pour connaître tout l'article,
nous ne pouvons affirmer qu'il ne s'est pas agi ici d'une tumeur
vraie.

(2) Chez une F. de 79 ans, hospitalisée pour un catarrhe stoma-
cal, on trouve 8 jours seulement avant la mort : de la torpeur, du
Kernig, de la raideur de la nuque, de l'hypertension intracéphalo-
rachidienne, avec liquide amicrobien donnant un dépôt qui, au
microscope, figure un réseau sans bacilles de Koch. Un Babinski
unilatéral (il n'est pas indiqué s'il y a eu ou non de la fièvre). —
Autopsie : Rien macroscopiquement au cerveau, ni microscopiquement ? (seules ont été examinées à ce point de vue les régions
des centres du bras et de la jambe contralatérales au Babinski).

être si minimes qu'elles échappent parfois à l'œil exercé d'un neurologiste et n'être découvertes qu'au microscope.

En **1909**, Finkelnburg et Eschbaum, publient un important mémoire où à l'occasion de 7 observations personnelles dont une avec autopsie, font une critique très serrée de la plupart des cas de P.-T., antérieurement publiés. Leurs observations concordent cliniquement avec ce groupe de cas de Nonne, dans lesquels il semblait qu'on eut affaire à une tumeur de la fosse cérébrale postérieure, mais ici il y avait intégrité presque complète de la musculature oculaire. Nous donnons de suite ici quelques intéressantes remarques de ces auteurs: « Notre cas I avec autopsie et IV avec résultat négatif de la ponction de Neisser, disent les deux auteurs dans leurs conclusions, fournissent la preuve que nous ne sommes pas autorisés — dans tous les cas qui évoluent comme une tumeur et qui rétrocèdent — à concevoir le substratum anatomique comme une hydrocéphalie acquise (comme cela a été généralement admis jusqu'ici). Nous pourrions beaucoup plus facilement montrer qu'un tel complexus symptomatique peut se développer sans hydrocéphalie sur le substratum d'une méningite chronique ou d'une névrite des nerfs cérébraux.

Il resterait à établir d'une manière ferme si les cas des soi-disant P.-T., après un examen microscopique méthodique — présentent de telles modifications indépendantes des considérations macroscopiques — ou si un certain nombre des cas de P.-T. doivent être considérés comme des maladies sans substratum ana-

tomique appréciable, comme par exemple (les hémiplégies de Jacobsohn déjà connues depuis longtemps) ».

« Pour ce qui regarde le pronostic, ajoutent-ils,
les observations de Nonne, de Hoppe et les nôtres
engagent à la prudence. Si l'on excepte que l'issue
peut être mortelle, comme dans quelques cas de
Nonne, la rétrocession de tous les symptômes et le
bien-être complet pendant plusieurs années ne donnent aucune garantie qu'il ne se produira pas de
récidive. Dans une observation de Hoppe, le complexus symptomatique cérébelleux se montra après
un intervalle de 6 ans pour disparaître à nouveau ; et
dans notre observation III, la patiente souffrit après
4 ans des mêmes symptômes que précédemment,
symptômes qui, cette fois, eurent pour suite une
double atrophie optique (1) ».

Schröder (George) publie à cette époque une observation de P. T., où l'autopsie, qui ne put
porter que sur la cavité crânienne, montra une hydrocéphalie interne avec ramollissement du noyau
caudé droit.

D'après Schröder les lésions du noyau caudé étaient
accidentelles, l'anamnèse n'indiquant pas à quelle
date il fallait les faire remonter. Quant à l'hydrocéphalie, elle paraissait provenir d'un obstacle à la circulation du liquide, mais il était difficile de dire où et
quel était cet obstacle.

F. Raymond, H. Français et P. Merle, la même an-

---

(1) Deutsche Zeitsch f. Nervenheilk, vol. XXXVIII, p. 65.

née, donnent « deux cas de pseudo-tumeurs cérébrales », sans autopsie, qu'ils croient pouvoir rattacher au groupe inflammatoire des P.-T. par épendymite. Leur article, croyons-nous, est le premier en
France qui ait donné un petit aperçu historique avec
une vue d'ensemble sur la question.

NOLEN, à propos d'une très intéressante observation qu'il fait connaître en décembre dans un article du
Berlin. Klin. Wochenschr., ouvre des horizons inat-
tendus à la pathogénie des Pseudo-tumeurs. Il s'agit
d'une femme qui au cours de trois grossesses consécutives présenta le syndrôme tumoral, avec retour à
la normale dans l'intervalle. L'évolution particulière
à l'affection ne pouvant faire admettre une tumeur,
ni une hydrocéphalie, l'auteur fait le diagnostic de
syndrôme de Nonne. Il pense, pour expliquer la pathogénie du syndrôme intermittent, à une hypertrophie gravidique de l'hypophyse.

F. RAYMOND et H. CLAUDE, dans un important
article sur « La méningite séreuse circonscrite à la
corticalité cérébrale », où les rares cas connus antérieurement sont rapportés et comparés à un cas
personnel, donnent un aperçu très documenté et très
exact sur cette question connexe de la nôtre. Après
avoir donné un tableau symptomatique, autant que
le permet le nombre encore très réduit des observations et où ils reconnaissent déjà la grande variabi-
lité des signes, ils ajoutent entre autres conclusions :
« Le diagnostic de ces diverses formes de méningite
séreuse circonscrite du cerveau sera donc souvent
des plus embarrassants, et cela est profondément

regrettable, car cette arachnoïdite circonscrite qui ne peut guérir spontanément et contre laquelle la ponction lombaire est inefficace, devrait bénéficier presque à coup sûr de l'intervention chirurgicale ». Comme on peut s'en rendre compte par cette citation, ce travail présente pour nous un intérêt particulier : plusieurs des cas cités par Raymond et Claude pour leur étude rentrent dans le groupe dit « pseudo-tumeur ».

En **1910**, Pierre Merle étudie dans sa thèse les épendymites cérébrales. Ce qu'il appelle le syndrôme d'hypertension intracrânienne de cause inflammatoire (chapitre II), est pour lui l'équivalent de pseudo-tumeurs inflammatoires. Il donne d'ailleurs au terme P.-T. une signification à notre avis exagérée, et trop compréhensive. Ainsi, il désigne des « Pseudo-tumeurs externes » comme des méningites séreuses localisées. Notons aussi qu'il rapporte une observation personnelle (obs. XXXVI, p. 219) de syphilis cérébro-spinale avec hypertension intracrânienne, sous le titre de « Pseudo-tumeur syphilitique guérie par le traitement ». C'est la seule observation du genre que nous trouvons dans toute la littérature qu'il nous a été donné de consulter. Sans doute, la syphilis acquise « peut donner un syndrome d'hypertension intracrânienne, de pseudo-tumeur curable par le traitement », comme il dit encore dans ses conclusions, p. 226. Mais du moment qu'il y a une syphilis avérée ou très probable (l'observation en question indique que le mari a eu un chancre deux ans avant le mariage). Il nous semble que dans ces cas, il ne peut être question de pseudo-tumeur. Les deux autres cas XXXIV et XXXV de P.-T. sont les cas qui ont été à la base de l'article sus-mentionné de Raymond, Français, et Merle.

Raymond fait à la Salpétrière une leçon sur les « Pseudo-tumeurs cérébrales et méningite séreuse ventriculaire » recueillie et publiée par A. Baudouin. L'auteur présente ici les mêmes deux malades, dont l'histoire a été rapportée, et à l'article de Raymond, Français et Merle, et dans la thèse de ce dernier ; mais dans la lecture de leurs observations, on trouve quelques détails omis antérieurement. L'auteur donne une description clinique de la méningite séreuse, surtout de la forme subaiguë qui, d'après Oppenheim et lui, offre le plus fort contingent des pseudo-tumeurs. Il s'arrête un peu plus sur les signes pouvant permettre la différenciation d'avec une tumeur. Il enregistre à propos de l'un des deux cas, la survenue du goitre exophtalmique, sans préjuger autrement des relations entre la méningite et le goitre. Il termine par des considérations sur le traitement.

II. Claude, P. Merle et J. Galezowski font à la même époque une communication à la *Société de Neurologie* (séance du 14 avril), sur un « syndrome d'hypertension intracrânienne avec stase papillaire et paralysie de la VI° paire chez un saturnin ». Nous retiendrons ce cas pour la discussion ; il a en effet donné l'occasion aux rapporteurs de soulever des questions intéressantes, en rapprochant les altérations oculaires et les signes généraux présentés chez leur malade des signes comparables étudiés antérieurement chez les saturnins et attribués à des causes autres que l'hypertension intracrânienne. La paralysie de la VI° paire, si elle peut provenir d'une atteinte toxique directe du nerf (comme dans les faits sur lesquels Mme Déjérine a attiré l'attention), serait pour eux, après d'autres auteurs, due à l'hypertension. Quant au substratum anatomique à la base du syndrôme, ils soutiennent l'hypothèse d'une hydrocéphalie acquise, due à une distension ventriculaire dont il faudrait chercher les lésions sur les parois ventriculaires, dans l'encéphale tout entier, et principalement autour des vaisseaux dans les enveloppes méningées.

STERLING, le 19 mars de la même année, fait connaître un cas de « Hydrocéphalie avec troubles psychiques », sans autopsie, qu'il qualifie de « Pseudo-tumeur cérébrale de Nonne ». Dans ce cas, des troubles psychiques très accusés consistant en désorientation, excitation motrice, hallucinations et amnésie partielle, dominaient le tableau clinique d'une hypertension intracrânienne. Sterling, contre le diagnostic de méningite séreuse, mentionne l'absence d'étiologie et les rémissions au cours de l'affection. Il attribue les troubles psychiques à l'augmentation de la pression intracrânienne.

CLOVIS VINCENT fait une communication à la séance du 10 novembre de la *Société de Neurologie de Paris*, à propos « De quelques causes d'erreur dans le diagnostic des syndromes d'hypertension intracrâ-

nienne et dans celui de la localisation des tumeurs
cérébrales ». Nous retiendrons des cas qu'il rapporte
une observation où le diagnostic était porté « néoplasme de la base, peut-être de l'angle ponto-cérébelleux » et où, à la vérification, il ne s'agissait que
d'une hydrocéphalie acquise, sans tumeur. Il rappelle
les deux cas connus de Babinski et de Claude, Vincent
et Lévy-Valensi, d'hémiplégies homolatérales dans
les tumeurs cérébrales. Mais il étudie plus spécialement : 1° L'ataxie conditionnée par certaines tumeurs
frontales ; 2° La paralysie dans le domaine des nerfs
crâniens sans néoplasme de la base du cerveau ou
du tronc cérébral — et à l'exemple d'Oppenheim, il
l'attribue aussi à l'hypertension. « Il est vraisemblable,
dit-il, que presque tous (sinon tous) les phénomènes
d'excitation ou de déficit qu'on peut observer au
cours du syndrome d'hypertension intracrânienne,
peuvent être l'origine d'une localisation erronnée
et devenir par conséquent des symptômes fausse-
ment indicateurs. » Ces considérations nous intéressent au point de vue pathogénique.

En **1911**, HENRI CLAUDE et A. BAUDOUIN, font à la
séance du 12 janvier de la *Société de Neurologie*,
une communication sur « Un cas de Pseudo-tumeur
cérébrale. Valeur des signes dits de localisation »,
et présentent un malade. Ils discutent d'abord la
valeur des signes de localisation et rappellent les
nombreux faits où une tumeur cérébrale à siège
éloigné d'un nerf pouvait, par hypertension, provoquer une paralysie de ce nerf. Ils attirent en second
lieu, l'attention sur l'évolution de la maladie, avec

amélioration et rechute, qui se trouve, d'après eux, tout à fait dans les caractères de l'épendymite. Et en dernier lieu ils considèrent l'amélioration et la guérison presque spontanées de la stase papillaire et des troubles visuels; faits sur lesquels nous reviendrons plus loin. C'est à la suite de cette communication que *Sicard, Long et Alquier* rapportent des observations de pseudo-tumeurs, que nous indiquerons au chapitre VI.

E. Velter et Stephen Chauvet relatent, à la séance du 2 février de la *Société de Neurologie*, l'observation de « Deux cas d'hypertension intracrânienne sans tumeur cérébrale, guéris par la craniectomie décompressive. » Dans le premier cas, il n'y a pas de symptômes de localisation et la cause exacte de l'hypertension échappe, mais l'évolution post-opératoire, la guérison qui se maintient depuis six mois, sont contre l'idée de tumeur cérébrale. Dans le 2ᵉ cas, il y avait quelques signes de localisation de valeur très trompeuse. La guérison post-opératoire fut complète et la vérification a montré le reliquat d'un processus qui avait conditionné épisodiquement le syndrome d'hypertension. « Etant donné l'état du malade, qui lors des premiers accidents présentait des signes multiples de tuberculose, étant donné la réaction méningée légère qui fut décelée à cette époque par la constatation d'une lymphocytose rachidienne et aussi le siège de la lésion cicatricielle dans le cervelet qui est la localisation de prédilection du tubercule solitaire, il est possible d'admettre qu'il s'est agi, dans ce cas, d'un

tubercule ; et peut-être sa cicatrisation doit-elle être
attribuée aux conditions mécaniques et circulatoires
favorables créées par la craniectomie. »

Ajoutons que, en 1911, G. Delamau décrit, dans la
Pratique Neurologique, l' « Ependymite à forme clinique de tumeur cérébrale. »

En **1912**, Marinesco et Goldstein, publient « Deux
cas de pseudo-tumeurs cérébrales : méningite
séreuse et hydrocéphalie acquise », l'observation II
est avec autopsie. Pour eux, le terme de pseudo-
tumeur, bien que par trop compréhensif, est encore
utile. Ils rapellent les lésions existant à la base du
syndrome et disent avoir observé une méningite
syphilitique de la base ayant donné le complexus
symptomatique avec troubles des nerfs crâniens,
des tumeurs cérébrales.

Ils étudient à la lumière des travaux antérieurs,
la méningite séreuse avec participation plus ou moins
profonde du cortex (observ. I, sans autopsie),
l'hydrocéphalie acquise (observ. II vérifiée), et ce
au double point de vue de l'anatomie et de la physiologie pathologique.

Ils discutent la valeur de la ponction lombaire et
en arrivent à dire : « Les cas où l'examen du liquide
céphalo-rachidien fut pratiqué, nous semblent bien
insuffisants pour qu'il soit possible d'en tirer une
conclusion définitive. »

Ils terminent leur travail en concluant ainsi :
« Ayant en vue l'étude de nos deux cas, ainsi que
l'examen du plexus choroïde dans diverses affections cérébrales, nous pensons être en droit de nous

rattacher à l'avis des auteurs qui considèrent la méningite séreuse comme un processus inflammatoire n'arrivant pas jusqu'à la suppuration.

Les symptômes varient selon que le processus se localise à la convexité du cerveau, à sa base ou aux ventricules. Dans le dernier cas, la participation plus intense des plexus choroïdes donne naissance par hypersécrétion à une hydrocéphalie acquise, laquelle est par conséquent, le plus souvent, la séquelle de l'évolution d'une méningite séreuse. La ponction lombaire est très importante au point de vue du diagnostic différentiel d'avec une tumeur du cerveau ou du cervelet. »

Enfin NONNE à fait tout récemment — ainsi qu'il a bien voulu nous le signaler par lettre — une communication au Congrès de Baden-Baden (8 juin 1912), mais nous n'avons malheureusement pas encore pu avoir connaissance de ses nouveaux cas (1).

------

(1) Notre travail était déjà en cours de correction lorsque nous avons pu prendre connaissance du compte rendu, dans le *Neurol. Centralblatt* (15 juillet 1912), de la communication de Nonne. Cet auteur rapporte quatre nouvelles observations sans autopsie et une cinquième un peu différente, intéressante au point de vue anatomique, par ce fait qu'on a découvert des lésions fines de l'encéphale. L'auteur parle à nouveau, dans sa communication, du gonflement cérébral et insiste sur le diagnostic.

CHAPITRE II.

Groupement clinique.

Pour présenter les cas suivant les différents aspects qu'ils peuvent revêtir, et pour pouvoir les analyser plus commodément, nous les classons au point de vue des symptômes en quatre catégories. On verra ainsi tout d'abord que l'ensemble clinique est souvent différent d'un cas à l'autre, mais que les observations ont toutes une caractéristique commune qui est d'imposer plus ou moins à l'observateur le diagnostic de tumeur. Nous discuterons ultérieurement si ce seul caractère commun justifie l'étude commune sous le nom générique de Pseudo-tumeurs.

Dans ce chapitre, nous n'analyserons que 60 observations, alors que dans nos documents (indépendamment de quelques observations différentes figurant au « varia ») nous en rapportons 63. Dans ces docu-

ments figurent, en effet, les observations de Reichardt,
de Knauer et d'Apelt, qui s'éloignent notablement
du groupe simulant les tumeurs et que nous avons
critiquées en leur lieu, dans l'historique.

1ᵉʳ groupe de faits. — Symptômes de réaction cérébrale sans convulsions ni localisation.

Dans un premier groupe, où les symptômes de
réaction générale de l'encéphale sont plus ou moins
au complet, sauf cependant les convulsions, nous
avons peu de représentants dans les documents sou-
mis à notre analyse. Parmi les observations avec
autopsie nous trouvons : celle de Nonne, obs. XVII,
série 1904 (notre obs. XXIV), et celle de Long, obs.
II (notre obs. XXI), et l'observation de Mocquin
(notre obs. XXV), et quatre sans vérifications anatomiques. Ce sont : l'observ. IV, de Finkelnburg et
Eschbaum (durée 4 ans, notre obs. LIV), l'obs. II, de
Raymond, Français et Merle (durée 9 ans, notre obs.
LX), de Sterling (durée 4 mois 1/2, notre obs. LXI),
et l'obs. I de Velter et Stephen Chauvet (10 mois,
notre obs. LXIII).

Long, s'intéressant surtout au côté anatomique de
son cas, n'a pas donné de détail symptomatique, en
rapportant son observation à la séance du 12 janvier
1911, de la Société Neurologique. Il s'est contenté
de dire que sa malade avait présenté pendant cinq
semaines seulement le syndrome d'hypertension intracrânienne. Nous ne pouvons donc affirmer qu'il

n'y ait pas eu de convulsions, pas plus d'ailleurs que nous ne pouvons nous en servir pour l'étude séméiologique du groupe.

Voici l'observation I, de Velter et Stephen Chauvet, relatée sous la rubrique de *Syndrome d'hypertension intracrânienne*.

Par la perfection et les détails de l'observation clinique, elle nous servira d'exemple au groupe, aussi nous sera-t-il permis de la reproduire *in extenso*.

Disons toutefois, avant de la rapporter, que nous avons dû dans l'analyse des symptômes laisser, en outre, l'observation de Long, celle de Mocquin, où une grave infection survint (une pleuro-pneumonie) quelques jours avant la mort.

OBSERVATION LXIII (Cas I de Velter et Stephen Chauvet). — L..., âgé de 28 ans, garçon de recettes. Ses antécédents héréditaires et personnels ne présentent aucun intérêt.

Début en mars 1910. De violentes céphalées diffuses, que seul calmait le repos au lit dans l'obscurité, obligent le malade à interrompre son service à différentes reprises.

Le 28 mars, pour la première fois, il tombe dans son bureau et reste deux heures sans connaissance, dans l'immobilité la plus complète et sans présenter aucun symptôme comitial.

Le 27 avril, en ramassant un objet à terre, il tombe de nouveau et reste un quart d'heure sans connaissance. A la suite de cet ictus, comme après le précédent, il ne présenta aucun signe paralytique, mais seulement une courbature généralisée qui dura 24 heures environ.

Nouvelle chute le 7 mai, en montant un escalier

Le 13 mai 1910, le malade entre à la Salpêtrière, se plaignant de céphalée, de ses chutes, d'affaiblissement de la vue, de faiblesse générale avec amaigrissement.

Examen du système nerveux. — La motilité et la sensibilité sont absolument normales partout ; il n'existe aucune diminution de la force musculaire, aucune gêne des mouvements, aucun trouble des sensibilités superficielles et profondes. Les réflexes tendineux sont conservés partout et normaux. Pas de clonus du pied. Pas de Babinski ; les réflexes abdominaux et crémastériens sont conservés. La marche est possible, mais l'équilibre est peu stable, bien qu'il n'y ait aucun signe de la série cérébelleuse, ni vertiges, ni latéropulsion, ni démarche ébrieuse, ni asynergie. On ne note, en outre, ni hypotonie, ni contracture, ni tremblement, ni ataxie, ni mouvements d'amplitude exagérée, ni troubles de la diadococinésie. Pas de Romberg.

L'état psychique est absolument normal. Ni aphasie, ni apraxie. Les nerfs crâniens sont indemnes, sauf la IIe paire.

Examen oculaire. — Les pupilles sont égales, leurs réflexes sont conservés. Pas de diplopie, pas de nystagmus. Les papilles sont rouges, les veines dilatées; il n'y a pas encore de stase manifeste. Le champ visuel est normal. L'acuité visuelle est de 0,80 des deux yeux.

Ponction lombaire. — Le liquide céphalo-rachidien ne présente aucun caractère pathologique, sauf une hypertension manifeste ; pas de lymphocytose. Cette ponction, faite avec toutes les précautions habituelles, détermina néanmoins pendant plusieurs jours des maux de tête très violents, des vertiges et quelques vomissements. Rien à signaler à l'examen des autres organes. On essaya pendant quelque temps le traitement hydrargyrique qui n'amena aucune amélioration. Les symptômes oculaires s'aggravèrent encore ; l'examen du fond d'œil montra des papilles très rouges, légèrement saillantes, à contours très indistincts, avec des veines très dilatées. En présence de cette aggravation du syndrome d'hypertension, on conseilla au malade l'intervention chirurgicale, qu'il refusa. Il sortit le 26 mai en déclarant vouloir essayer pendant quelque temps encore le traitement iodo-mercuriel.

Il revient le 29 juin. Il raconte qu'après sa sortie, tous les symptômes se sont encore accentués. Dans les quelques jours qui ont précédé son retour, est survenue une recrudescence particulièrement nette, caractérisée par des maux de tête atroces, des vomissements fréquents, un affaiblissement de la vue et quatre chutes sur la voie publique. Devant cet état qui le mettait dans l'impossibilité absolue de travailler, il se décida à se faire opérer. L'examen somatique ne montra aucune modification de l'état antérieur. Seuls les signes oculaires s'étaient modifiés ; il existait une stase papillaire manifeste, sans hémorragies, et l'acuité visuelle n'était plus que de o,6.

Opération le 8 juillet 1910 (de Martel), — Craniectomie décompressive à large volet temporo-pariétal droit. La dure-mère, très tendue, ne fut pas incisée. Suites opératoires normales. Deux jours après l'opération, les douleurs et les vomissements avaient disparu, l'amélioration continua progressivement, la vue devint meilleure ; l'examen oculaire a fait alors constater une rétrocession déjà très marquée de la stase et une élévation de l'acuité visuelle (o,9 des deux côtés).

Le 24 juillet 1910, seize jours après la trépanation, le malade sortit.

Depuis sa sortie, il a été revu à plusieurs reprises et nous avons pu assister à la disparition complète de tous les éléments du syndrome d'hypertension crânienne.

Le 26 octobre. — L'acuité visuelle est égale à 1, des deux côtés ; la papille droite a encore des contours indistincts et des veines un peu dilatées. La papille gauche est sensiblement normale.

31 janvier 1911. — L'acuité visuelle est parfaite. Le stase a totalement disparu. Il ne persiste (du côté droit seulement) qu'un léger halo péri-papillaire. Ajoutons que la zone où a porté la trépanation n'est ni saillante, ni tendue, ni douloureuse.

L'état général est excellent. Le malade a repris depuis cinq mois son travail sans aucun incident.

Ainsi la *céphalée* marqua le début de la maladie ; elle était diffuse, violente d'emblée, n'était calmée que par le repos au lit et dans l'obscurité.

Elle dura tout le temps, jusqu'à l'intervention, avec de très fortes exacerbations. Elle s'accrut même après une ponction lombaire pendant quelques jours.

Il n'en est point tout à fait ainsi dans les autres cas :

Dans l'obs. IV, de Finkelnburg et Eschbaum, la *céphalée* fut modérée et fugace, et n'a fait son apparition qu'un an après les troubles oculaires qui s'installaient insidieusement et marquaient le début. — Et si elle marque aussi le début dant le cas de Sterling — *elle fut précédée par la faiblesse extrême et les vomissements dans celui de Nonne* (XVII, 1904) et par un ictus dans celui de Raymond, Français et Merle.

Les *vomissements* semblent, dans l'observation de Velter et Chauvet, n'être apparus qu'à la suite de la ponction lombaire et ne devinrent fréquents que lors de la recrudescence du syndrôme qui détermina le malade à se faire opérer, ne sont pas rapportés dans celle de Finkelnburg et Eschbaum, ni dans celle de Nonne — alors qu'ils sont enregistrés dans celle de Sterling — et dans celle de Raymond, Français et Merle.

Le *vertige cérébral* n'est survenu que d'une façon passagère, après la ponction lombaire, et ne s'accompagna point de titubation dans le cas de Velter et Chauvet. Il est pourtant rapporté à l'examen, antérieur à la ponction, que l'équilibre était peu stable. Il n'est pas cité, dans l'observation de Nonne et celle de Raymond, Français et Merle. Et s'il n'est pas indiqué explicitement dans l'observation de Finkelnburg et Eschbaum, il est pourtant rapporté que le

petit malade eut de la titubation pendant qu'il souffrait de ses céphalées modérées et passagères. Mais
le vertige est nettement relaté dans le cas de Sterling.

La *torpeur cérébrale* ou l'affaiblissement intellectuel, qui serait d'après Brissaud consécutif à la céphalée et qui, comme celle-ci, figura parmi les signes
constants des tumeurs cérébrales dans la description
de cet auteur (in Traité de Médecine Charcot-Bou-
chard) manqua dans le cas de Velter et Chauvet,
alors pourtant qu'il y avait de très violents paroxysmes de la céphalée. La torpeur manqua totalement
aussi dans celui de Finkelnburg et Eschbaum. La
malade de Sterling fut tout le temps déprimée et
chez elle des troubles psychiques prédominèrent
sous forme d'excitation, d'hallucinations visuelles
et auditives. La malade de Raymond, Français et
Merle montra, avec un état de torpeur, des phénomènes délirants. Le malade de Nonne, un peu somnolent à son admission, entra rapidement dans le
sopor.

Pouls et respiration. — Les modifications de la
respiration n'ont été rapportées nulle part dans les
observations qui nous intéressent. Celles du pouls,
sous forme d'un ralentissement considérable (36 à la
minute), se trouvent relatées seulement dans le cas
de Nonne.

Troubles oculaires. — On a pu obtenir comme
phénomènes subjectifs (non compris les hallucinations), de l'affaiblissement de la vue : dès le début
(cas de Sterling) ; éprouvé tardivement (cas de Velter

et Chauvet), constaté tardivement et s'accusa rapidement après une entérite en évoluant jusqu'à l'amaurose (cas de Finkelnburg et Eschbaum), éprouvé 15
jours après le début des accidents et brusquement,
avec perte en quelques heures de la vision d'un œil
et le lendemain de celle de l'autre (Raymond, Français et Merle).

Champ visuel : normal (cas de Valter et Chauvet).

Phénomènes objectifs : la musculature externe est
dans toutes les observations, conservée. Nystagmus
et exophtalmie modérés ; celle-ci demeure ensuite
manifeste (cas de Finkelnburg et Eschbaum).

Pupilles : mydriatiques, presque sans réaction
(cas de Nonne) ; égales, à réflexes conservés (cas de
Velter et Chauvet, et très probablement ceux de
Finkelnburg et Eschbaum et de Sterling).

Fond d'œil. — Œdème papillaire, bilatéral (tous
les cas analysés) ; tardif à un haut degré sur une
atrophie double et ce à la suite de l'entérite intercurrente (cas de Finkelnburg et Eschbaum) ; léger
avec papilles rouges, veines dilatées (cas de Velter
et Chauvet) ; constaté pendant la phase aiguë de l'affection et terminé par une double atrophie optique
consécutive à la névrite œdémateuse (cas de Raymond, Français et Merle).

Ponction spinale. — Non relatée dans les cas de
Sterling et de Raymond, Français et Merle.

Il y eut hypertension : manifeste, sans autres caractères pathologiques du liquide, sans lymphocytose
(cas de Velter et Chauvet) ; de 450 millim. d'eau de

pression (cas de Nonne); de 500 millim. constatée à la date de la publication du cas. On avait auparavant fait chez le petit malade une *ponction ventriculaire*, ponction qui fut blanche à 7 centimètres de profondeur dans la substance cérébrale (cas de Finkelnburg et Eschbaum).

L'*amaigrissement* fut relevé dans le cas de Velter et Chauvet. Le sentiment de faiblesse extrême est à l'origine du syndrome survenant immédiatement après un violent traumatisme psychique dans le cas de Nonne. La faiblesse générale se trouve notée dans le cas de Velter et Chauvet, elle accompagnait l'amaigrissement ; une courbature générale, durant parfois 24 heures, suivait les ictus chez leur malade.

Les *ictus,* sans convulsions consécutives, ni paralysies, furent nombreux et figurèrent parmi les symptômes du début dans le cas de Velter et Chauvet, — mais un ictus fut nettement le premier des accidents dans l'observation de Raymond, Français et Merle, et resta unique.

Les *réflexes tendineux* furent : normaux et conservés partout (cas de Velter et Chauvet, de Raymond, Français et Merle, de Finkelnburg et Eschbaum); affaiblis avec abolition même d'un réflexe achilléen dans le cas de Sterling ; ils ne furent pas notés dans l'observation de Nonne.

Les *réflexes cutanés* : conservés et égaux des deux côtés (cas de Velter et Chauvet, de Finkelnburg et Eschbaum, de Raymond, Français et Merle); non signalés dans les autres cas.

Si maintenant nous envisageons l'aspect clinique des différents cas compris dans ce premier groupe, nous remarquons une certaine différence entre eux :

Dans l'observation de Velter et Chauvet le syndrôme assez complet s'installe progressivement et on remarque la fréquence des ictus.

Dans celle de Raymond, Français et Merle, l'ictus ouvre la scène, mais l'attention est attirée par la rapidité et l'intensité d'emblée excessive des troubles visuels.

Dans celle de Finkelnburg et Eschbaum, les troubles oculaires s'installent insidieusement, évoluent progressivement et se compliquent à un moment donné, mais sur le tard d'une stase papillaire importante. Ils constituent avec le léger nystagmus, l'exophtalmie et à part l'épiphénomène de quelques céphalées modérées et d'une légère titubation, presque tout le syndrôme.

Le syndrôme par contre atteint, en très peu de temps, son intensité maxima et le malade, après son admission, est emporté en 24 heures comme foudroyé, dans le cas de Nonne.

Une allure semblable n'est pas rare dans les cas de vraies tumeurs cérébrales latentes, témoin le cas de Bertein entre autres où la maladie débuta pendant la nuit par un mal de tête atroce, le matin agitation, puis vomissement ; l'après-midi, torpeur et coma ; le soir, mort ; il y avait une tumeur du volume d'une grosse mandarine à siège fronto-pariétale.

L'observation de Sterling offre un tout autre aspect. La malade a pendant quelque temps des phénomènes généraux communs dans le syndrôme mais à un moment donné, les manifestations psychiques prennent tellement de l'importance que les autres éléments du syndrome, sauf l'œdème papillaire, semblent totalement s'effacer devant l'excitation psychique et motrice, la désorientation, les hallucinations, les troubles de la mémoire, etc. La prédominance des troubles mentaux n'est pas tout à fait exceptionnelle dans les tumeurs cérébrales. Oppenheim (d'après nos maîtres Devic et Courmont, *Arch. de Méd.*, 1900, p. 746), signale même un cas où la mélancolie et la staunngspapille furent les seule signes d'une tumeur cérébrale.

Mme Nathalie Zylberlast, dans une étude parue tout récemment sur les « troubles mentaux dans un cas de méningite séreuse », discute son cas avec les observations publiées sur la psychose migraineuse. Elle verse dans la discussion notre cas de Sterling pour démontrer les relations qu'il y a, de cause à effet, entre l'hypertension et les troubles psychiques.

S'il existe ainsi des différences sensibles d'une observation à l'autre dans ce premier groupe, il faut remarquer cependant que l'ensemble des symptômes, et plus particulièrement certains d'entre eux, comme la céphalée et l'œdème papillaire (qui étaient constants) obligeaient pour ainsi dire au diagnostic de tumeur, lequel d'ailleurs a été fait dans toutes les observations.

2° groupe de faits. — Symptômes généraux avec convulsions

On trouve un peu plus d'observations rentrant dans ce groupe.

Sur nos 63 observations que nous rapportons au chapitre VI, nous en trouvons 14, dont 8 avec autopsie, concernant ce groupe.

Ce sont pour les observations avec vérifications :

1, Nonne, 1904 (son obs. XI, notre obs. II) ; 2-3, Nonne, 1907 (ses obs. II, III, nos obs. XVIII et V) ; 4-5, Henneberg (ses obs. I-II, nos obs. IX et X) ; 6, Willy Vorkastner (son obs. I, notre obs. VIII) ; 7, Rosenfeld (notre obs. XXX) ; 8, Devic (notre obs. inédite n° XXXII).

Et pour les observations sans autopsie :

1-2, Nonne, 1904 (ses obs. V-VI, nos obs. XL et XLI) ; 3, Raymond, Français et Merle (leur obs. I, notre obs. LIX) ; 4, Bonnhœffer (notre obs. XVII) ; 5, Vrijdag (notre obs. LI).

Nous rapportons de suite l'observation V de Nonne (1904) qui peut servir d'exemple assez complet. Nous n'avons pas choisi une observation avec autopsie, parce que nous nous occupons ici uniquement de symptômes et que la discussion anatomique viendra en son temps.

OBSERVATION XL (Cas V de Nonne, 1904). — Durée de l'observation : neuf mois.

La femme Dorothée M..., 47 ans, femme de commissionnaire. Entrée le 10-6 1903. Partie le 2-7 1903.

Pas d'antécédents héréditaires. Comme antécédent personnel, maladies d'enfants et à 23 ans diphtérie. Mariée depuis 22 ans, cinq accouchements normaux, une fausse couche. Rien à noter comme maladie génitale externe ou interne chez la femme, le mari et les trois enfants survivants. Jamais maladie du nez ou de l'oreille. Pas de traumatisme crânien.

Il y a quatre mois, la malade tout-à-coup est devenue aveugle pour peu de temps ; quelques jours après, des vertiges sont survenus d'une façon intermittente et d'intensité variable, sans aller jusqu'à la perte de connaissance. Depuis trois semaines, céphalées pénibles qui s'irradient de la région occipitale dans la calotte crânienne des deux côtés, avec paresthésie dans l'hémicrâne gauche, et la malade ressent à ce niveau comme le mouvement d'une mille-pattes.

Il y a cinq jours elle a vomi une fois. Depuis deux mois, elle a constaté de temps à autre une contraction douloureuse dans la moitié droite de la face, avec occlusion de l'œil droit, et de temps à autre aussi une faiblesse et maladresse dans le bras droit. Pas de troubles ailleurs : Spécialement pas de trouble de la mastication, de la déglutition et de la parole. Elle suppose avoir une tumeur dans la tête et entre, par conséquent, à l'hôpital.

État : femme en état d'embonpoint et de santé apparemment florissante. Viscères normaux, spécialement rien qui puisse laisser supposer de l'artério sclérose. Urines examinées pendant son séjour de quatre semaines, les premiers temps tous les jours pendant une semaine, ensuite tous les deux jours, ni sucre ni albumine, pas de sédiments, et après centrifugation pas de substances anormales. Richesse en hémaglobine normale. Pas de sensibilité à la percussion du crâne. La tête se meut dans toutes les directions, librement et sans douleur. Les pupilles, moyennement dilatées, légèrement inégales en faveur de la gauche, réagissent promptement à la lumière et à la convergence. Mouvements oculaires libres dans toutes les directions. Œdème papillaire bilatéral notable sans hémorragies. Dans la clinique ophtalmologique du Dr Raupp, l'œdème papillaire était évalué à 1 millim. à droite et 1 millim. 5 à gauche. Du côté des nerfs crâniens, à constater une légère, mais nette parésie faciale du côté droit qui a touché faiblement la branche frontale. L'excitabilité électrique dans la région parétique est normale. Pendant la station debout et pendant la marche, léger chancellement et état ébrieux, avec tendance au chancellement du côté gauche.

Dans le reste, l'état nerveux est normal ; pas de parésie dans le domaine moteur. Pas de trouble de la sensibilité à l'examen minutieux, spécialement la stéréognosie intacte. Réflexes tendineux aux quatre extrémités et cutanés des deux côtés de l'abdomen, également vifs, sans exagération pathologique. Babinski et Oppenheim négatifs. Pas de trouble de la parole. Pouls non ralenti ou accéléré, fonctions de la vessie et du rectum intactes, cœur constamment normal. La malade a eu des céphalées totales plus accusées en arrière. De temps à autre, vomissements. Elle est un peu apathique, dans un état de dépression par la vive douleur. Etat intellectuel et psychique, en dehors de cela, normal. Le nez et les oreilles (Dr Thost) en état normal. Pas de stigmates de syphilis présente ou antérieure.

On ordonne une cure aux frictions. Après sept jours, les céphalées n'ont pas diminué, les vomissements se répètent toujours de temps à autre. Aux céphalées, surtout occipitales, s'associent des douleurs dans la nuque. On constate aussi de la sensibilité à la percussion de la tête, dans les vertèbres cervicales. Dans le courant des deux dernières semaines, diminution progressive de la céphalée. Les vomissements cessent ; l'état d'équilibre imparfait à la station debout et à la marche a disparu, de même la sensibilité à la percussion dans la colonne cervicale. Par contre, on constate maintenant plus souvent, de temps à autre, des secousses cloniques dans la région du facial droit et surtout dans la dépendance du rameau palpétral du nerf facial. Aussi des convulsions intermittentes au niveau des membres droits, avec des sentiments de vertige passagers ; comme conséquence, on constate un affaiblissement léger dans la motilité de ces membres. Pas de différence non plus actuellement entre les réflexes tendineux et cutanés du côté droit et du côté gauche.

La malade est partie après un séjour de quatre semaines. A son départ, les céphalées avaient disparu, la démarche n'était pas, à intervalles, suffisamment sûre. Le pouls normal, peut-être un peu rapide ; la parésie du facial droit est encore notable, l'œdème double encore présent avec des points hémorragiques à droite et une tache hémorragique à gauche.

Deux semaines après, elle n'avait plus ni vomissements, ni céphalées, ni vertige. La démarche normale. La parésie faciale droite est moindre, par contre l'œdème papillaire a progressé (à droite de 6 à 7 D., à gauche de 5 D., Dr Raupp), des deux côtés des petites hémorragies entre la papille et la macula. Acuité visuelle des deux côtés, 6-6.

Deux semaines plus tard, elle écrit qu'elle n'a eu ni céphalée, ni vertige, ni vomissements ; de temps à autre, de légères convulsions dans la région du facial droit.

Quatre semaines après cela : rien de nouveau, sauf pourtant céphalées de temps à autre ; l'excitation motrice n'est plus revenue.

Au commencement de mars 1904, j'ai revu la malade, c'est-à-dire après six mois. Elle ne s'est plaint que de la diminution sensible de son acuité visuelle. Objectivement, on constate maintenant une névrite atrophique des papilles (Dr Raupp). Le facial droit est encore un peu plus faible qu'à gauche. Le reste de l'état nerveux est normal.

Comme on le voit, il s'agissait d'une femme de 47 ans, ayant présenté progressivement un ensemble de signes assez important, parmi lesquels on note des troubles visuels (diminution de l'acuité visuelle, œdème papillaire), vertiges, céphalées, parésie faciale, et ultérieurement secousses cloniques dans les muscles de la face et des membres du côté droit. Il y avait aussi dans ce cas des troubles de la démarche, mais les détails de l'observation ne sont pas assez nets pour la classer dans le groupe à syndrome cérébelleux. Nous trouverons ce fait dans beaucoup d'autres cas.

Dans toutes les observations de ce groupe, on trouve des symptômes de réaction cérébrale analogues à ceux du groupe précédent : en particulier *l'œdème de la papille* constant (à part dans les cas de Bonnhœffer et de Vorkastner, dont nous dirons un mot dans un instant), la *céphalée*, les *vomissements*, la *torpeur*, et dans plusieurs observations l'hypertension constatée à la ponction lombaire.

Mais en outre, nous trouvons ici des *phénomènes épileptiformes*. Ceux-ci sont assez souvent à type nettemment jacksonien, comme par exemple dans les deux observations de Henneberg, dans les observations n° V et VI du mémoire de 1904, de Nonne, dans l'observation III, de 1907, avec autopsie du même auteur. D'autres fois, l'épilepsie est généralisée: nous citons comme exemple l'observation XI de Nonne, 1904.

Il faut noter que ces crises convulsives ont pu être observées, soit comme premier symptôme, ou au moins tout à fait au début (voyez par exemple les cas de Henneberg, rapportés dans nos observations aux numéros IX et X), soit au contraire comme symptôme terminal. Il est donc possible que ce symptôme n'ait pas apparu dans d'autres cas, par suite d'une évolution rapide, ou que, en présence d'un cas donné, on ne se trouve pas encore en présence de crises convulsives qui apparaîtront par la suite.

Ce groupe est donc assez artificiel, mais, encore une fois, nous ne faisons pas ici un exposé de types cliniques d'une maladie déterminée, nous classons simplement les observations des états dits Pseudotumeurs, afin de faciliter leur étude. Or, les cas qui ont présenté des crises convulsives avec des symptômes généraux sont d'autant plus complets au point de vue de la ressemblance avec des tumeurs cérébrales.

Nous devons faire remarquer, avant de terminer ce paragraphe, que nous avons compris l'observation de Vrijdag, bien qu'elle nous paraisse douteuse, parce que cet auteur l'a rapportée sous le nom de Pseudo-tumeur. En réalité, elle nous paraît, à défaut d'autopsie, avoir été observée avec un délai insuffisamment prolongé. En effet, ce délai se chiffre par quelques mois, nous ne pouvons moins faire que de lui comparer une observation de Henneberg (son numéro III), dans laquelle on observe après une intervention (dans laquelle on n'avait rien constaté), une guérison temporaire, ayant fait porter le diagnostic d'hémiépilepsie essentielle. Cette observation fut même l'objet d'une thèse sur ce dernier sujet. Or, à l'autopsie, on trouva un an après, contre toute apparence, une tumeur.

Nous rapportons en outre dans ce groupe l'observation de Bonnhœffer bien que cet auteur ne l'aie pas publiée sous le nom de pseudo-tumeur, et qu'elle nous paraisse assez critiquable (otite), parce que plusieurs auteurs l'ont citée comme exemple de pseudo-tumeur.

Enfin, nous y comprenons aussi l'observation de Rosenfeld, qui n'a pas non plus été publiée sous ce nom, parce qu'elle nous paraît tout à fait semblable aux précédentes, et qui, extrêmement intéressante au point de vue anatomique, nous servira ultérieurement comme exemple pour émettre des hypothèses explicatives. Nous devons noter de suite que cette observation présentait de la température.

Avant de terminer ce groupe, nous devons signaler comme trait particulier l'observation de Raymond, Français et Merle (leur observation I), qui présente ce fait clinique de voir se développer un syndrome de Basedow à la suite du syndrome tumoral.

3ᵉ groupe de faits.— Symptômes généraux sans épilepsie avec des signes de localisation corticale.

Nous réunissons dans ce groupe les cas où le syndrome pseudo-tumoral est caractérisé par les signes dits d'hypertension intracrânienne et les symptômes hémilatéraux de localisation corticale, sans épilepsie. Les cas à analyser sont assez nombreux, mais tous certainement n'ont pas la même valeur. Aussi, dans les dix-neuf observations qui peuvent figurer dans ce cadre — 7 avec autopsie et 12 non vérifiées — ferons-nous quelques réserves pour quelques-unes.

Les 7 cas avec nécropsie sont :

1-2. cas de Nonne X et XII s. 1904 (nos obs. I et XV).

3. cas de Weber et Schultz II (notre obs. XXXI).

4. cas de Vorkastner II (notre obs. XXVIII).

5. cas de Hochhaus (notre obs. XI).

6-7. cas de Ramsay-Hunt I et II (nos obs. XXVI et XXVII).

Les 12 cas non vérifiés sont :

1-8. Cas de Nonne 1904 I (notre obs. XXXVI)

      —   II (—   XXXVII)

1-8. Cas de Nonne	1904	VII (	—	XLII)
—	1905	I (	—	XLIV)
—		II (	—	XLV)
—	1907	I (	—	XLVIII)
—		II (	—	XLIX)
—		III (	—	L)
9-11. Cas Finckelnburg et				
Eschbaum		II (	—	LII)
—		III (	—	LIII)
—		VI (	—	LVI)
12. Cas de Nolen		(	—	LVIII)

Nous rapportons de suite, comme exemple de ce groupe, le cas X de Nonne 1904 (notre obs I)). Cette observation intéressante présente comme signes de déficit cortical de l'hémiparésie de la face et du membre supérieur gauche.

OBSERVATION I (Cas de Nonne, 1904). — Durée de l'observation : 1 an 1/4.

M. N... Alvin, contrôleur, 47 ans, entré le 14-10-1901 ; sorti le 3-12-1902.

Antécédents héréditaires. — Le malade nie tout antécédent héréditaire ; sauf quelques maladies d'enfance, il a toujours été bien portant, il a fait son service militaire, nie toute infection sexuelle et l'alcoolisme. Ces derniers temps, incertitude de la station debout, vertige avec chute parfois quand il voulait se tourner un peu vite ; en dehors de cela, céphalées lourdes, avec sensation de voile devant les yeux et trouble de la vue. Il nie tout traumatisme de même toute fatigue possible somatique ou psychique. Bien nourri. Organes normaux, rien n'indique de l'artério-sclérose. Démarche pas sûre et chancelante, se plaint de céphalée, devient très vite apathique, il ne peut pas rassembler ses pensées pour donner réponses aux questions posées, il se perd à la longue. La parole est monotone et lourde ; sauf cela, elle est normale.

Le pouls, nettement lent (54-60 à la minute). Les pupilles de deux côtés, moyennement dilatées, égales, de réactions normales à la lumière et à la convergence. La langue tirée tremble. En dehors de cela, rien à noter à l'examen minutieux, dans le domaine des nerfs crâniens. Œdème bilatéral de la papille (4-5 D. des deux côtés). Pas d'hémorragie. Aux extrémités : exagération des réflexes tendineux des deux côtés. Dans les jours suivants, le malade entre dans un état de sopor progressif, soupire souvent fortement. Ponction lombaire : pression de 240 millim., liquide céphalo-rachidien transparent, clair comme de l'eau, sans dépôt (centrifugation). On prescrit des frictions. La somnolence dure deux semaines. On n'a pas pu constater le moindre phénomène d'excitation cérébrale. Lentement, s'est développée une légère faiblesse dans le membre supérieur gauche, ainsi que dans la moitié gauche de la face. Le malade a été pendant quelques jours passagèrement un peu lucide. Il retombe de nouveau dans son état d'obnubilation et de somnolence. Objectivement, son état a eu en plus une réaction pupillaire à droite un peu paresseuse et limitée.

Deux mois après, on cesse les frictions. Neuf semaines seulement après son entrée, le sensorium a commencé à s'éclaircir, les céphalées ont diminué, pas de vomissements, la petite parésie dans le membre supérieur gauche reste encore, dynamomètre 18 à gauche contre 25 à droite, point d'ataxie, point de troubles de la coordination ; le sens de la position pas troublé. Les réflexes cutanés et tendineux sont des deux côtés, particulièrement à gauche, vifs, mais pas exagérés.

La calotte n'a jamais été anormalement sensible à la percussion. Le malade se plaint maintenant de forts bourdonnements de l'oreille qui arrivent assez souvent. Le goût et l'olfaction indemnes. Le malade est encore incapable de renseigner suffisamment pour prendre son champ visuel. L'examen réitéré par le spécialiste Dr Thost fait constater une surdité nerveuse, parce que la conduction des os est abolie, particulièrement pour les hauts sons au niveau de l'apophyse mastoïde. L'ouïe est notablement diminuée ; des deux côtés, le chuchotement est seulement de très près entendu. La parole à haute voix est entendue à gauche, à 3 m. 1/2, et à droite, à 2 m 1/2, néanmoins sans régularité et stabilité pour tous les mots ou pour tous les chiffres prononcés. L'examen de l'organe de l'ouïe ne donne pas d'indications suffisantes pour admettre un processus suppuratif antérieur des oreilles. On peut constater seulement un double catarrhe sec et chronique de l'oreille moyenne, à un haut degré d'intensité, dû à un catarrhe chronique du naso-pharynx. Le traitement de ce catarrhe n'a pas diminué cette surdité relative. M. le Dr Thost suppose qu'une pression égale, ou même plus forte à droite (parce que le bourdonnement est plus accusé) sur les deux nerfs auditifs, sur l'oreille interne ou les filets terminaux du nerf auditif, est la cause de cette diminution de l'ouïe.

Pendant les deux semaines suivantes, le malade se plaint constamment de vertige et de bourdonnement des oreilles, de même son acuité visuelle, particulièrement à droite, a notablement diminué, au point que de temps à autre il ne peut distinguer que le jour de la nuit par l'œil droit ; aussi ne distingue-t-il pas les doigts même de près. Augmentation de l'œdème et quelques fines hémorragies dans la région de la macula. Deux mois après, l'œdème se met en régression et on peut constater une petite amélioration temporaire. L'acuité visuelle actuelle est à droite 4/24, et à gauche 4/6. De temps à autre, on trouve un léger œdème dans la partie gauche du larynx, avec paralysie du récurrent gauche concomittante et une infiltration inflammatoire sur la partie gauche externe du cou. Cela a reparu de nouveau et le malade a dû rester encore trois mois dans le service.

En même temps, s'est développé un état net d'imbécilité qui se manifeste dans le maintien du malade, avec affaiblissement de la mémoire, cause en partie de sa désorientation. La démarche est peu sûre, tâtonnante, sans caractère spécial cérébral ou cérébelleux ; les réflexes tendineux aux membres sont un peu plus vifs que normalement, sans exagération, à un degré pathologique. On trouve une pâleur partielle de la papille, et le reste dans un état normal.

Après un séjour de 8 mois 1/2, le malade sort ; il rentre 6 mois plus tard. Dans l'intervalle, il se trouvait bien, mais il se tenait encore mal sur les jambes ; néanmoins, il pouvait encore travailler comme colporteur. Depuis trois jours, il a eu subitement de la dyspnée, de la toux et des frissons.

A l'entrée, il est un peu dyspnéique et cyanosé. Comme cause, on a trouvé un fort catarrhe diffus des petites bronches ; sauf cela, l'état des viscères est normal. Les réflexes tendineux exagérés pathologiquement aux extrémités. La démarche est, comme auparavant, ébrieuse et tâtonnante. Rien autre d'anormal à l'examen minutieux du système nerveux. Le troisième jour, on constate une défaillance du cœur que les excitants cardiaques ne peuvent soulager et qui a amené la mort.

Autopsie. — On constate une légère pleurite adhésive des deux côtés. Légère hypertrophie du ventricule droit. Altérations catarrhales diffuses graves des bronches atteignant jusque les bronchioles. Pas d'artériosclérose. Reins indemnes. Les autres organes aussi intacts.

Cerveau. — Extérieurement, tout ce qui concerne l'aspect macroscopique des circonvolutions, la réplétion vasculaire de la pie-mère et de l'écorce est normale ; la décortication de la pie-mère s'effectue normalement ; pas de lepto-méningite ; le cerveau, à aucun point de la surface distendu et nulle part sa consistance n'est anormale. Les vaisseaux de la base présentent à certains points un léger épaississement artérioscléreux, avec par endroit une légère dilatation ampullaire partielle. Nulle part de la thrombose.

Après trois semaines de conservation et de durcissement dans le formol, on a pu constater sur les grosses coupes frontales que les différents ventricules sont normaux. Nulle part il n'y a de foyers, non plus d'hémorragies, et spécialement le cervelet et la moelle et le 4ᵉ ventricule sont normaux. L'épendyme du ventricule ne se montre pas épaissi, nulle part il n'y a d'adhérences au niveau de la pie-mère ; toutes les communications ventriculaires sont libres.

Pour l'examen microscopique, on a pris des petites pièces de l'écorce cérébrale (Marklager, moelle), de l'hémisphère droite du cervelet et du vermis, ainsi que de la circonvolution centrale droite antérieure et de la 1ʳᵉ frontale. On a trouvé aux colorations (Nissl Weigert-Pall, Hématoxyline éosnive), les cellules, les fibres nerveuses amyéliniques, les vaisseaux, la névroglie, qui étaient tous sans aucun changement.

L'examen des osselets a montré une disposition normale des deux côtés.

Un petit morceau de nerf auditif droit, dissocié et fixé à l'acide osmique à 1 %, ne montre rien d'anormal à l'examen.

Nous signalons dans cette observation une particularité intéressante : ce sont les troubles auditifs, que le docteur Thost, consulté à propos de ce cas, attribue à une altération du nerf auditif comparable à celle du nerf optique. On sait que plusieurs auteurs (Gradenigo, Collet) ont établi une comparaison entre ces modifications et celles qu'on observe si fréquemment dans les tumeurs cérébrales, au niveau du nerf optique.

Nous ne reviendrons pas, à propos de ce groupe, sur les symptômes généraux faisant le fond de la ressemblance avec les tumeurs cérébrales (céphalée, névrite optique, etc.), nous dirons seulement quelques mots au sujet des symptômes de localisation.

Ceux-ci sont, suivant les cas, soit des monoplégies, comme dans le cas rapporté précédemment, soit de l'hémiplégie, soit de l'hémianopsie, soit de l'hémianesthésie, soit de l'aphasie, alexie, etc.

Nous devons signaler que dans ce groupe figurent un certain nombre d'observations critiquables, que, comme précédemment, nous sommes obligés de rapporter, parce qu'elles ont été consignées, par leurs auteurs ou par des critiques ultérieurs, comme des types de pseudo-tumeurs. Nous signalons ainsi l'observation de Hochhaus (avec autopsie) qui pouvait peut-être faire l'objet d'un autre diagnostic : il s'agissait d'une affection cérébrale pyrétique, à début aigu, chez un malade ayant un écoulement purulent uréthral. D'ailleurs, l'observation ne donne pas d'antécédents, la ponction lombaire ne fut pas faite, il n'y avait pas de névrite optique œdémateuse ; dans ce cas, d'autre part, l'examen histologique ayant été limité à la région de l'intervention et seulement aussi aux régions avoisinantes, on ne peut pas conclure qu'il ne s'agissait pas d'un processus pathologique localisé ailleurs et qu'on n'a pas cherché.

Nous notons aussi, au point de vue clinique, l'observation II, de Ramsay Hunt. Le malade était diabétique ; la paralysie qui atteignit d'abord la jambe droite, puis le bras gauche et enfin la jambe gauche, n'a pas évolué progressivement et Ramsay Hunt pensa même, pour cela, à l'artériosclérose cérébrale.

Parmi les observations sans autopsie, le doute de la possibilité d'un processus syphilitique pèse considérablement sur beaucoup d'entre elles.

L'observation VII, de Nonne, série 1904, est typique pour cela. Dès le 3ᵉ jour d'un traitement mixte, l'amélioration du syndrome s'ébauche ; deux mois après, le malade sort guéri, avec quelques légers troubles objectifs et la guérison s'affirme dans la suite. Ajoutons qu'il y a eu légère leucocytose rachidienne. Aussi croyons-nous devoir la signaler.

Nous y reviendrons.

Que faut-il penser de l'observation de Nonne, IIᵉ série 1905, où le syndrome, après une exacerbation les premiers jours du traitement mixte, se met dans la voie de la guérison à partir du quatorzième jour et celle-ci est obtenue en même temps qu'on cesse le traitement, au bout de quatre semaines ?

Le doute semble devoir d'autant plus peser que la moindre indication histologique ou chimique n'est donnée sur le liquide cérébro-spinal.

Ce doute pèsera moins fort sur cette autre observation de Nonne, VIII série 1904, où, dès le quatorzième jour du traitement mixte, l'amélioration hésitante s'affirme, l'état subjectif devient normal au bout de deux mois et la guérison totale est constatée deux ans après. D'ailleurs, il n'y a pas eu de lymphocytose dans le liquide céphalo-rachidien.

Cette question de la modification par un traitement spécifique présente un très grand intérêt. Nous y reviendrons à propos des considérations générales.

4° groupe de faits. — Cas présentant le syndrome cérébelleux.

C'est dans ce groupe que se rangent le plus grand nombre d'observations. Le travail de Hoppe qui contient, avec trois observations intéressantes, de longues considérations sous le titre de « Brain tumor symptom-complex with recovery », et qui est un des mémoires les plus importants sur la question, n'a trait qu'à des cas présentant ce syndrome. On trouve aussi de très belles observations de ce type dans les mémoires de Nonne. Nous en rapportons immédiatement un cas (obs. XV de sa série 1904), parce que ce cas est assez complet, et qui également comporte une autopsie. On remarque que l'auteur signale lui-même la démarche « cérébelleuse », l'asthénie, la latéro pulsion. Ce cas est en outre

intéressant parce qu'il s'est terminé par une mort
subite, laquelle, comme on le sait, est si fréquente
dans les vraies tumeurs cérébrales. Toutefois, avant
de rapporter cette observation, voici la nomencla-
ture des cas de ce groupe trouvés dans la littérature
et que nous rapportons dans nos documents. Ces
cas sont au nombre de 20, 9 sont avec autopsie, ce
sont les cas.

1 Nonne, 1907, I (notre obs. IV).
2 Nonne, 1904, XV (notre obs. XVI).
3 Long, I (notre obs. VI).
4 Finckelnburg et Eschbaum, I (notre obs. XIV).
5 Marinesco et Goldstein, II (notre obs. XXIII).
6 Sicard (notre obs. VII).
7 Hoppe, I (notre obs. III).
8 Schröder (notre obs. XIX).
9 Alquier, (notre obs. XXII).
Trois autres sont avec contrôle opératoire :
1 Placzek et Krause (notre obs. XXXIII).
2 Finckelstein (notre obs. XXXIV).
3 Unger (notre obs. XXXV).
Les huit autres sont uniquement cliniques :
1-2 Nonne, 1904, III et IV (nos obs. XXXVIII et
XXXIX).
2-4 Finckelnburg et Eschbaum, V et VII (nos obs.
LIII et LIV).
5 Claude et Baudouin (notre obs. LXII).
6 Vincent (notre obs. XX).
7-8 Hoppe, II et III (nos obs. XLVI et XLVII).

OBSERVATION XVI (Cas XV de NONNE, série 1904). —

Femme de maçon, Gertrude St..., 29 ans. Pas de maladies dans l'enfance. Dans sa jeunesse, elle a fait une congestion pulmonaire, sauf cela elle était bien portante. Mariée depuis cinq ans, elle a eu deux accouchements normaux et une fausse couche. Pas de signes de syphilis. Le mari de la femme a nié toute infection vénérienne et à l'examen point de stigmates, chez lui, de syphilis.

Il y a trois ans, la femme a reçu de son mari, qui est alcoolique, un coup fort sur la tête, de façon qu'elle en a perdu connaissance. Elle a souffert ensuite de beaucoup de céphalées et de crises de vomissements, de vertiges pendant six mois, mais jamais de convulsions. Après cette période, ces malaises ont cessé. Et ce n'est que depuis quatre semaines qu'elle a commencé à vomir, à prendre des vertiges et à sentir des douleurs occipitales et dans la nuque. La démarche est devenue ébrieuse ; de temps à autre, tremblement dans les deux mains.

Ces derniers temps, la malade avait eu des soucis et des ennuis de famille. La femme, qui était bien constituée, point anémique, bien développée, donne l'impression d'une épuisée psychique : elle présente de l'hébétude mentale. Pendant son examen, elle se mit à pleurer. La boîte crânienne était à la percussion sensible au niveau du vertex et de l'occiput des deux côtés. Les mouvements passifs de la tête réveillent des douleurs dans la nuque. Les autres mouvements restaient libres. Les pupilles égales, moyennement dilatées, réagissent lentement et peu à la lumière ; œdème papillaire net bilatéral (4 D., Service ophtalmologique). A droite, légère parésie faciale, la langue tirée tremble. Rien d'important à noter aux membres, sauf une légère exagération des réflexes tendineux (sans clonus). Les viscères étaient normaux. L'urine à l'examen répété, n'a ni sucre ni albumine. Nez et oreil... tins. On prescrit les frictions.

Dans le cours des quatre jours suivants, la malade était ou apathique ou dans un état triste et larmoyant. Elle vomissait souvent et se plaignait de céphalées intenses occipitales. A l'essai de la marche, la malade chancelle du côté droit. Romberg négatif. Ponction lombaire, pression forte (280 millim.). Le liquide céphalo-rachidien, clair comme de l'eau, sans dépôt. Température était et restait ensuite normale.

Six jours après, une parésie du bulbe oculaire apparut, en même temps la parésie faciale avait augmenté en intensité. L'exagération des réflexes tendineux a cessé. La démarche était comme auparavant nettement chancelante et « cérébelleuse », l'occiput et la nuque à la percussion étaient très sensibles. Tous les jours elle avait des vomissements, avec cela on pouvait constater l'état triste et pleurard de la malade ; le pouls était plutôt fréquent, un peu irrégulier.

Le 29 décembre, c'est-à-dire au neuvième jour de son entrée, la malade se plaint soudain dans l'après-midi de maux insupportables dans la nuque et devient subitement cyanosée, le pouls filiforme et meurt au bout de quelques minutes.

.. *Autopsie* : en dehors d'une petite pleurite adhésive diaphragmatique pulmonaire droite, pas d'anomalies, ni dans les viscères abdominaux, ni dans ceux du thorax. Spécialement, ni artério-sclérose, ni le moindre reliquat de syphilis.

A l'ouverture de la boîte crânienne, on constate que la dure-mère est très tendue, ses sinus sont libres. La pie-mère aussi très tendue, anémique, sans altérations inflammatoires. En enlevant le cerveau de la boîte crânienne, il s'est écoulé abondamment du liquide céphalo-rachidien. Les circonvolutions sont très aplaties. Le plancher du troisième ventricule très bombé. Les vaisseaux à la base normaux.

Après trois semaines de durcissement dans le formol, on a pratiqué des coupes frontales dans le cerveau et on a constaté une dilatation énorme des deux ventricules latéraux et du troisième. En dehors de cela, pas d'anomalie macroscopique du cerveau.

Microscopiquement : L'épendyme du ventricule latéral droit, de même qu'un morceau du plexus choroïde de la corne postérieure droite, colorés à l'hématoxyline éosine Van Gieson, étaient normaux.

Nous n'insisterons pas sur les détails de symptomatologie de ces cas. La plupart se sont présentés avec apparence de néoplasme cérébelleux, assez nette. A la vérité, dans quelques observations, les détails publiés ne sont pas très précis, mais l'ensemble était

assez caractérisé. C'est ainsi le cas dans l'observation de Sicard, où le diagnostic entraîna une large
crâniectomie. Notons que, dans quelques cas, les
observations sont un peu insuffisantes, cependant
au point de vue d'autres diagnostics possibles, par
exemple les observations II et III de Hoppe, ne
signalent pas d'examen d'urine; dans le 1er cas, avec
autopsie de Nonne 1907, on signale à l'examen anatomique, un peu de «néphrite parenchymateuse». Enfin,
dans plusieurs de ces cas, comme dans quelques
uns du groupe précédent, il est question de
modification sous l'influence du traitement spécifique, bien qu'il n'y ait aucun indice anamnestique
ou symptomatique de syphilis. Nous reviendrons,
comme il a été dit, sur ce fait. Qu'il nous soit permis
de signaler de suite que certains cas peuvent se
trouver dans la littérature, concernant des syndromes de tumeurs cérébelleuses guéris par un
traitement spécifique, et cependant sans syphilis
apparente, que nous aurions pu à la rigueur, ajouter
aux observations précédentes. On en trouvera un bel
exemple dans le cas publié par Gallavardin et
Rebattu, dans le *Lyon médical* de 1909.

Comme nous le verrons à l'anatomie pathologique,
c'est surtout dans ces cas simulant les tumeurs cérébelleuses que l'on a observé comme substratum anatomique de la méningite séreuse localisée. Dans trois
sur ces vingt cas, on a trouvé cette lésion et on a pu
guérir le malade, comme nous le verrons dans les
considérations pratiques.

Ajoutons, d'autre part, que c'est surtout dans les

cas de ce groupe de faits qu'on rencontre le plus fréquemment des signes relevant d'altération des nerfs
de la base, surtout de l'abducens, du facial, etc.
Nous ne croyons pas devoir y insister davantage.

CHAPITRE III.

Constatations anatomiques.

———

Si l'on examine les constatations anatomiques qui ont pu être faites dans les cas suivis d'autopsie (32 cas), on s'aperçoit de suite que les lésions observées sont généralement minimes, et que quelquefois on n'a pu constater aucun substratum anatomique ; mais, si légères que soient quelquefois les altérations observées, elles décèlent l'existence réelle d'affections inflammatoires des centres entrant dans-des cadres encore peu étudiés, mais déjà connus.

Si nous mettons pour l'instant de côté les observations sans lésions appréciables, dont nous avons groupé 13 cas dans notre chapitre de documents, il nous reste à reviser 19 cas. Parmi ceux-ci quelques-uns sont, ou trop insuffisamment étudiés, ou au moins trop insuffisamment détaillés pour qu'il puisse en être fait état. Il reste un lot encore important d'observations que l'on peut mettre à profit.

Ce qui frappe en premier lieu, c'est le nombre considérable de cas dans lesquels existe de l'*hydrocéphalie acquise ;* nous en notons 10 cas, en remarquant toutefois que deux au moins rentrent dans le cadre des observations trop résumées signalées ci-dessus (cas de Bonnöhffer et Nonne 1907 II). Rarement, l'hydrocéphalie est la seule anomalie signalée, comme par exemple dans le cas de Vincent ; ces faits restent assez obscurs, si l'on tient compte du peu de données positives que nous avons sur l'hydrocéphalie acquise en général ; il est fort probable que dans ces cas, la distension ventriculaire n'est que le reliquat d'une autre altération locale guérie ou cachée, ou d'une modification générale des humeurs : nous ne pouvons nous empêcher de signaler justement ici qu'on a noté quelquefois des altérations rénales ; par exemple dans le cas II de Nonne 1907, il est dit qu'il y avait de la néphrite légère, avec un « léger degré d'hydrocéphalie interne ». On peut penser que, dans quelques cas tout au moins, l'hydrocéphalie n'est, au cours d'un état dyscrasique, qu'un accident qui précise des symptômes cérébraux ; lesquels. sans cette perturbation, seraient restés vagues et diffus. De même, au cours d'une néphrite, un œdème localisé des méninges peut produire des signes de localisation.

Dans d'autres observations, on a noté des lésions pouvant par elles-mêmes expliquer l'apparition de l'hydrocéphalie ; une des plus intéressantes est celle de Long, où un cysticerque devenu fibreux obturait l'aqueduc par rétraction. Plusieurs autres signalent l'existence d'épendymite (granuleuse ou non) : cas de Nonne XVII 1904,— de Alquier; ou même de méningo-encéphalite basilaire : cas II de Marinesco et Goldstein. Enfin, dans l'observation de Schröder il existait un ramollissement ancien du noyau caudé, et, bien que l'auteur ne lui attribue pas grande importance dans la maladie, il doit être signalé à côté de l'hydrocéphalie, assez peu importante ici.

Un autre groupe d'observations signalent de *l'encéphalite* histologique ou hémorragique ; à côté des cas dans lesquels ce processus existait concurremment avec d'autres altérations (comme par exemple dans le cas de méningo-encéphalite avec hydrocéphalie de Marinesco), — on trouve trois observations intéressantes à cet égard : c'est en premier lieu le cas inédit que nous devons à l'obligeance de M. Devic, où il y avait de l'encéphalite hémorragique avec plusieurs foyers ; puis l'observation intéressante de Weber et Schultz, où on a noté de nombreuses lésions artérielles, et des foyers microscopiques de ramollissement. Enfin le cas de Rosenfeld, où l'on a trouvé des traces d'une ancienne encéphalite basilaire guérie avec atteinte des nerfs de la base ; dans ce cas le syndrome d'apparence néoplasique avait été guéri depuis plusieurs années ; la malade était morte d'une affection différente.

Un autre cas se rapporte peut-être aussi à l'encéphalomyélite diffuse. C'est le cas de Knauer, qui signale une décomposition diffuse de la myéline. L'insuffisance de détails ne nous permet pas de concevoir très exactement ce que l'auteur entend par là ; mais comme il compare cette lésion à celle du delirium tremens, on peut se demander s'il ne s'agissait pas d'une inflammation diffuse à signes histologiques discrets.

A côté de ces faits, il faut placer le cas de Finkeln-burg et Eschbaum ; ici, c'est la *méningite chronique* basilaire qui domine, avec atteinte des nerfs crâniens ; mais la description histologique minutieuse signale, en outre, un processus encéphalitique incontestable. Nous renvoyons le lecteur à l'observation qui figure dans un chapitre à part de nos documents, sous le n° XIV ; nous l'avons rapportée dans tous ses détails.

Dans un autre groupe, se placent quelques observations qui correspondent manifestement à des lésions d'origine artérielle et qui sont à considérer comme des cas de *ramollissement :* les cas de Ramsay Hunt et le cas de Vorkastner.

Enfin, nous signalons simplement l'observation unique d'empyème ventriculaire de Mocquin, probablement à considérer comme une sorte d'abcès cérébral.

On peut conclure de cette revue des cas suivis de constatations positives qu'ils représentent différentes lésions déjà connues, mais figurant ici sous des types atténués. Quant aux cas n'ayant donné lieu à aucune constatation positive, nous n'avons naturellement pas grand'chose à en dire ici (1). Nous devons

---

(1) Nous ne pouvons envisager à leur égard ladite « hypertro-

faire remarquer toutefois que nous ne devons pas les accepter sans critique. Il faut faire remarquer, en effet, que quelques-unes de ces observations sont trop peu étudiées pour qu'on puisse affirmer le fait. En pareille matière, il faut de très nombreux examens pour fournir une preuve absolue de l'absence de lésions ; justement d'autres observations; comme celle de Finkelnburg dont il a été question ci-dessus, démontrent qu'il peut exister un substratum sous forme de névrite des nerfs crâniens, susceptible de passer inaperçu, si ces nerfs ne sont pas spécialement examinés. Nos connaissances touchant l'anatomie pathologique des encéphalites diffuses histologiques nous prouvent aussi que de telles lésions peuvent parfaitement ne donner lieu à aucune modification appréciable à l'œil nu de l'encéphale, de ses enveloppes, de ses cavités, ou du liquide méningé ; les observations sans examen histologique minutieux et complet sont donc sans valeur. Cette remarque étant faite, nous sommes obligés de dire toutefois qu'il paraît exister des cas certains sans lésions, par exemple le cas de Nonne (1904-XI) et celui de Hoppe I. Au contraire, sont à éliminer particulièrement les deux cas de Henneberg, dans lesquels des lésions terminales d'origine opératoire ont pu masquer des altérations fines antérieures ; quant aux autres, que l'on trouvera réunis dans ce groupe à nos documents, ils présentaient des modifications légères.

____

phie cérébrale » de Rokitensky », ou le « gonflement cérébral » de Reichardt, que nous n'avons aucune base pour apprécier.

Avant de terminer ce court résumé d'anatomie pathologique, il faut signaler les observations dans lesquelles une opération chirurgicale a permis d'avoir quelques indications sur le substratum anatomique. Certes, en pareille matière, les constatations qui peuvent être faites au cours d'intervention sont généralement insuffisantes, mais ceci est particulièrement vrai quand il s'agit de constatations négatives ; le fait de ne rien trouver après une trépanation ne constitue aucune certitude dans des états où l'autopsie elle-même a besoin d'être prolongée et minutieuse pour avoir quelque valeur. On nous permettra, à ce propos, de citer comme particulièrement frappante une observation de Henneberg (1), dans laquelle une trépanation, pour épilepsie jacksonienne, fit conclure à l'absence de lésions, au point que le cas fut utilisé dans ce sens. L'autopsie faite un an après montra une tumeur.

Mais, lorsqu'au cours de l'intervention, on constate une lésion pouvant expliquer le syndrôme, on est en droit d'utiliser le fait, dans la mesure des renseignements qu'il peut fournir : c'est ainsi le cas pour trois observations, qui servent à établir la possibilité de la méningite séreuse circonscrite comme substratum anatomique des états dits pseudo-tumeurs. On trouvera ces cas réunis dans nos documents à la page 207.

De même, dans une observation de Vrijdag (notre obs. LI), on crut pouvoir reconnaître un foyer d'encéphalite hémorragique.

---

(1) Henneberg. Observat. III de son *Mémoire* de 1905.

En résumé, les constatations anatomiques qui ont pu être faites sont, malgré leur caractère généralement incomplet, assez intéressantes, parce qu'elles nous permettent de soupçonner que la majorité au moins des états dits pseudo-tumeurs relèvent d'états déjà connus. Toutefois, sans entrer ici dans une discussion pathogénique, on doit émettre cette réserve que les lésions n'expliquent pas toujours tout. On sait assez que l'on peut constater, dans l'examen histologique des cerveaux, chez des sujets n'ayant présenté aucun trouble encéphalique, des lésions diffuses fines (chromatolyse étendue, par exemple).

CHAPITRE IV.

Interprétation pathogénique.

Comme on a vu dans les chapitres précédents, les états dits pseudo-tumeurs comprennent des cas très disparates qui correspondent le plus souvent à des lésions variées, et qui quelquefois concernent des cas difficiles à expliquer, sans lésions apparentes. Il conviendrait d'étudier maintenant quelles peuvent être dans le premier groupe la physiologie pathologique des symptômes, et dans des cas sans lésions, sous quelle influence mystérieuses peut se développer le syndrome.

Pour la première étude, nous renverrons surtout le lecteur aux travaux concernant l'hydrocéphalie interne uni et bilatéral, la méningite séreuse totale ou localisée à la corticalité, l'encéphalite non suppurée, les méningites histologiques.

Toutefois, nous exposerons quelques considérations touchant ces divers cas dans leur rapport avec le syndrome néoplosique, parce que cela peut aboutir à des considérations pratiques pour l'interprétation des cas suivis de guérison.

Un premier fait qui paraît à l'heure actuelle certain, bien qu'il soit d'acquisition récente, c'est que les affections précédemment, énumérées produisent par une sécrétion séreuse abondante, l'hypertension intracrânienne. Cette hypertension, et sans doute, dans certains cas, la toxi-infection concomittante de l'affection originelle réaliseront les symptômes généraux de réaction cérébrale et des signes d'altération de nerfs crâniens. Mais ces mêmes affections, on le sait aujourd'hui, peuvent donner des signes de localisation.

L'encéphalite hémorragique non suppurée se localise et le foyer, unique ou multiple, peut s'étendre progressivement, régresser, reprendre son extension à nouveau et donner le change. La participation à l'inflammation de la substance corticale au niveau d'un foyer de méningite séreuse localisée est aussi une chose bien vérifiée (cas de Raymond et Claude), et les signes locaux sont alors sous la dépendance de ces altérations corticales. Oppenheim, dans son traité mentionne d'ailleurs expressément que les formes aigues de méningite séreuse peuvent être accompagnées d'encéphalite aiguë non purulente, celle-ci donnant lieu à des symptômes en foyer. Dans le même ordre d'idées, Muskens, dans un article récent intitule judicieusement ses cas « Encéphalo méningite séreuse ». D'autres fois, dans ces mêmes méningites localisées, c'est la sérosité sous tension et comme enkystée qui peut expliquer les signes cliniques en foyer (cas de *Placzek* et *Krause*, de *Unger*, de *Finkelstein*).

Il est logique d'admettre que l'enkystement peut être favorisé par une altération antérieure des méninges qui a produit des adhérences et établi des cloisonnements. « *Axhausen*, disent Raymond et Claude, estime dans son cas que c'est le traumatisme et non l'infection même légère de la plaie cutanée qui a provoqué le processus méningé. Il croit que celui-ci consiste en une hypersécrétion du liquide cérébro-spinal par la méninge molle préalablement altérée, de sorte que l'exsudation distendant les mailles des espaces arachnoïdiens, cloisonnés par des adhérences, comprime le cerveau sous-jacent comme un kyste intracrânien. »

Il est en tous cas aujourd'hui hors de doute que la monoparésie, l'hémiparésie et l'hémianopsie, bien que rarement il est vrai, peuvent être observées dans la méningite séreuse (Annuske, Quincke, Kupferberg), cités par Hoppe.

Nous n'aborderons pas la pathogénie elle-même du syndrome ventriculaire ; nous rappellerons seulement comment peut se développer l'hydrocéphalie dont le syndrome est la manifestation fréquente. En dehors de la compression de la veine de Galien, que nous n'envisagerons pas, il y a deux mécanismes possibles : la *rétention* du liquide cérébro-spinal et l'*hypersécrétion*.

La *rétention* peut naître par obstruction des orifices ou canaux de communication entre les différents ventricules, ou entre ceux-ci et les lacs sous-arachnoïdiens de la base (1).

L'*hypersécrétion*, par épendymite ou par hyperplasie et hyperfonctionnement des plexus chroïdes, dont la fonction sécrétoire est connue (2). *J. Parks-Weber* à propos de son cas (hydrocéphalie acquise avec épendymite du quatrième ventricule), établit une analogie entre l'hydrocéphalie acquise et les pleurésies et péritonites séreuses. Dans chacun de ces états, dit-il, nous pouvons avoir une grande exsudation séreuse causée par un petit point d'inflammation. Il se pose la question de savoir s'il n'en serait point de même à l'origine d'une grande hydrocéphalie.

Quoi qu'il en soit, l'hypertension intraventriculaire

---

(1) Cette obstruction, on le sait, peut être due à des exsudats fibrineux ou à des tuméfactions inflammatoires localisées, néoformations, rétractions cicatricielles, etc. Rappelons à titre d'exemple :

Le cas de *Byrom Bramwell*, où des exsudats fibrineux oblitéraient le foramen Magendi;

Le cas de *Pichler*, diabète insipide, épendymite du 4e ventricule, hydrocéphalie interne due à l'obstruction de l'aqueduc de Sylvius par des masses gélatineuses;

Le cas de *Spiller*, où cet aqueduc était oblitéré par une prolifération de la névroglie;

Le cas XIII de *Nonne*, 1904, où un petit néoplasme fermait l'acqueduc du côté du 4e ventricule:

Le cas II de *Long*, où le canal de Sylvius était interrompu par une rétraction cicatricielle.

(2) On trouvera dans l'article de Marinesco et Goldstein les indications bibliographiques.

peut donner des *signes spéciaux* en agissant sur les nerfs de la base et sur la corticalité par le double mécanisme de la *pression distale*, et l'*augmentation de la tension du liquide cérébro-spinal*. D'après Oppenheim, la prédominence unilatérale et la pression, affectant d'un côté les nerfs cochléaires et vestibulaires, explique les troubles tels que le chancellement unilatéral, le « tinnitus », le nystagmus, le maintien anormal de la tête, etc. En outre, des signes de localisation corticale unilatérale, quoique exceptionnellement, ont été rencontrés dans certains cas. Parmi ceux-ci, un des plus nets est le cas d'hydrocéphalie unilatérale de *Spiller*. Y a-t-il eu des faits de cette nature où l'hémiplégie siégeait du même côté que le ventricule distendu ? Nous n'avons pas pu étudier ce point particulier pour le rapprocher des cas connus en France, à l'heure actuelle, d'hémiplégie homo-latérale dans les tumeurs cérébrales. On pourrait, en tous cas, appliquer l'explication que donnent *Babinski* et *Clunet*, à propos de leur cas : ces hémiplégies paradoxales « peuvent être dues, disent ces auteurs, à une compression qu'exerce l'hémisphère du côté de la lésion sur l'hémisphère du côté sain. »

Ajoutons qu'*Herzfeld* avait attiré l'attention, à propos de l'hydrocéphalie acquise, sur les rechutes survenant avec de fréquents ictus, après de longues périodes de bien être relatif.

Oppenheim attribue ces attaques apoplectiformes à un soudain accroissement de la pression intraventriculaire ou à une compression soudaine de la moelle ou des centres vaso-moteurs causée par un changement brusque dans la position de la tête.

Si nous envisageons maintenant les cas non expliqués anatomiquement, nous pouvons les classer en 2 catégories :

1° Les cas où le malade, guéri de son syndrome tumoral (parfois avec séquelles), est vivant encore ou mort par toute autre affection, sans que l'autopsie ait pu être faite, — groupe le plus fréquent.

2° Les cas où il y a autopsie négative.

Il y a dans ce second groupe une distinction à faire :

a) le malade guéri de son syndrome pseudo-tumoral, parfois avec séquelles, succombe à une maladie intercurrente (cas de *Nonne* X, 1904 ; de *Hoppe* I) ;

b) le malade mort dans le cours de l'évolution de son syndrome (cas de *Nonne* XI, 1904, et II, 1907, et Long, I);

c) le malade meurt dans le cours du syndrome pseudo-tumoral, mais à la suite d'une complication (méningite suppurée post-opératoire dans les deux cas de *Henneberg*, n° I et II).

Après l'aperçu succinct que nous avons donné au début de ce chapitre, nous n'avons pas à nous arrêter sur les cas où, à l'intervention, on a reconnu la base anatomique du syndrome (encéphalite hémorragique non suppurée, notre cas de *Vrijdag* ; méningite séreuse localisée à la corticalité ; nos cas de *Placzek et Krause*, de *Unger et de Finckelstein*), et où à l'autopsie on a trouvé les traces anatomiques du syndrome ayant évolué antérieurement.

Disons tout d'abord avec *Hoppe*, pour l'ensemble des faits que nous avons à analyser : « Il n'est point besoin de dire que de tels cas ne peuvent être attribués à un trouble fonctionnel du système nerveux. Je peux dire que nous pouvons de suite éliminer l'hystérie. Un tel ensemble de symptômes généraux et locaux ne peut être dû qu'à quelque altération organique dans le cerveau lui-même ou dans ses membranes, altération qui doit être capable de rétrocéder complètement, rendant au cerveau sa condition normale ».

1er groupe de faits. — Cas guéris et sans autopsie.

1er Prenons maintenant les cas les plus fréquents, ceux que nous avons admis dans notre première catégorie de faits.

Ici, on le conçoit, il y a largement place à l'hypothèse.

Oppenheim, nous le savons déjà, avait admis pour ses 6 cas à évolution favorable qu'il pouvait s'agir, sinon d'une méningo-encéphalite localisée tuberculeuse (la méningite en plaques des auteurs français), peut-être d'une encéphalite non suppurée d'un type anatomique non encore décrit.

Nonne, pour ses 8 cas guéris, rapportés dans son premier mémoire, se basant sur l'absence des facteurs étiologiques suivants : alcoolisme, traumatisme physique ou psychique, insolation, infection, se croyait en droit d'éliminer l'hydrocéphalie interne acquise et la méningite séreuse.

Hoppe dit, et nous acceptons pleinement sa façon

de voir, qu'il est pourtant possible d'avoir une hydrocéphalie acquise sans aucune cause connue ou
qu'on puisse découvrir pendant la vie du malade,
« et je suis, dit-il, personnellement enclin à penser
que quelques-uns pour le moins de ces cas, sont dus
à l'hydrocéphalie acquise, ayant pour origine une
cause inconnue durant la vie, et qui disparaît à la
faveur d'un traitement ou spontanément, l'exsudation ayant été résorbée ».

Qu'il y ait à la base du syndrome pseudo-tumoral curable, souvent une maladie à lésions connues,
une méningite séreuse, une hydrocéphalie acquise,
une encéphalite aiguë non suppurée, cela nous paraît parfaitement soutenable. Un faisceau de preuves
que nous pouvons produire, concourent, nous semble-t-il, à entraîner la conviction.

Nous savons aujourd'hui ce qu'il faut penser anatomiquement du méningisme de Dupré, ou plus exactement des réactions encéphalo-méningitiques (*Hutinel* et *Roger Voisin*), que l'on rencontre dans les
maladies infectieuses à symptomatologie épisodique
nerveuse, et qui guérissent souvent avec l'infection
causale. La participation à l'infection des méninges
cérébrales, dans ces cas, ne laisse plus lieu aujour-
d'hui à aucun doute. Bien plus, *Liebermeister*, parmi
onze cas de pneumonie sans symptômes méningitiques, et dont le système nerveux était macroscopiquement normal a trouvé trois fois au microscope
des lésions de méningite dans la moelle épinière. Le
cerveau, et cela est fort regrettable, n'a pas été examiné. Néanmoins, nos connaissances acquises, sur la

susceptibilité et la vulnérabilité des membranes d'enveloppe de l'encéphale, nous donnent tout lieu de croire, *à priori*, qu'à des recherches ultérieures dirigées dans ce sens on reconnaîtra certainement la fréquence plus grande de leurs réactions insidieuses (1). Ainsi, de cette première constatation, nous pouvons déjà retenir que, dans le cours d'une septicémie telle que la fièvre typhoïde ou la pneumonie, il peut se produire, non seulement une réaction méningo-encéphalitique bruyante et curable, mais aussi ces méningites histologiques qui passent inaperçues dans le tableau clinique, si parfois elles s'y

---

(1) D'ailleurs, *René Monod* (Th. de Paris 1903) en constatant une lymphocytose rachidienne très importante, rappelant celle de la méningite tuberculeuse, au cours d'oreillons à évolution normale, sans aucun symptôme méningé, n'a-t-il pas, le premier, montré la dissociation possible entre les faits cliniques et anatomiques. Actuellement, la fréquence de ces modifications cytologiques en l'absence de tout syndrome méningé est bien établie. *Hutinel* dans son article sur les « Réactions méningées dans les érythèmes chez les enfants » n'en arrive-t-il pas à penser que « les réactions méningées sont presque banales au cours des infections et des toxi-infections, du moins chez les jeunes sujets ». (*Presse Méd.*, 21 mars 1909). *Sicard* (*Rev. Neur.*, 1910) a pu même suivre par la ponction lombaire un cas de méningite purulente, terminé par la guérison, et dans lequel cette réaction intense, indubitable, des méninges n'avait donné lieu à aucun symptôme méningé évident. *Roger Voisin et Laignel Lavastine*. (*Arch. de Méd. Expér.*, 1903) recherchant en dehors des méninges, dans l'état du cortex, le substratum anatomique du syndrome méningé, ont été amenés à conclure que les manifestations cliniques des méningites sont dues à l'altération des cellules nerveuses bien plus qu'à celles des méninges elles-mêmes.

On peut donc en conclure qu'une réaction méningée — rendue certaine par les constatations cytologiques — peut exister sans symptômes cliniques et par conséquent peut fréquemment être latente.

manifestent. Pourquoi, dans certains cas, des septicémies ou des toxhémies latentes ne se manifesteront-elles pas uniquement par cette réaction cérébrale fugace à évolution particulière simulant en tous points les tumeurs cérébrales mais finissant par guérir totalement ? Il n'est plus d'ailleurs permis aujourd'hui d'ignorer l'importance de l'infection dans la production de la méningite séreuse, après les travaux multiples d'*Haushalter et Thiry*, *Leroux et Concetti*, *Münzer*, *Mya*, *Netter*, *Parks Weber*, *Bieder*, *Heubner*, etc. N'y a-t-il pas là une question d'intensité de la toxi-infection ou question de nature, de virulence? Sans doute la méningite séreuse, encore fréquente chez l'adulte a plus souvent une évolution fatale.

Il faut pourtant reconnaître qu'il y a des guérisons, et la notion de la curabilité des méningites séreuses devrait être classique. Combien de fois, et nous nous dispensons de revenir sur les soit-disant méningismes des maladies infectieuses, des phénomènes méningés, suites d'une mastoïdite aiguë ou chronique réchauffée, ont-ils rétrocédé 2 ou 3 jours après une intervention opportune sur le foyer d'origine de l'infection.

Ne savons-nous pas d'autre part que ces réactions méningées (méningite séreuse aseptique de *Lermoyez*), rappellent parfois le tableau clinique de l'hydropisie ventriculaire (1). *Anton* dit qu'une cause

---

(1) Leur pathogénie est encore contestée. Pour *Merkens* et les Allemands (*Brieger*, *Korner*, etc.) « ce syndrome résulterait simplement d'un œdème toxique, provenant du foyer infectieux siégeant dans le rocher, analogue à l'œdème collatéral qui naît

fréquente d'hydrocéphalie interne acquise et chronique, est une *méningite chronique localisée à la base du cerveau*. Nous avons, d'autre part, des cas de méningite de la base ayant donné le syndrome tumoral (cas I de Finkelnburg et Eschbaum, cas mentionné de Marinesco et Goldstein). Or ces méningites doivent être parfaitement curables. Rappelons qu'*Oppenheim* admet même comme maladie curable la *méningite tuberculeuse* localisée. L'aperçu succinct que nous avons donné sur le mécanisme de production de la distension ventriculaire, nous permet d'ores et déjà de concevoir la possibilité d'une guérison. En effet, l'exsudat fibrineux peut se résorber ; la tuméfaction inflammatoire locale peut rétrocéder etc. à la faveur d'un traitement ou même spontanément et la circulation du liquide cérébro-spinal, reprendre sa liberté et son activité normales antérieures.

Nous nous référerons à l'exemple de Hoppe, aux autorités telles que *Anton, Quincke, Gowers* et *Oppenheim*, pour admettre avec plus de certitude s'il en était besoin que nous pouvons avoir la guérison dans les cas d'hydrocéphalie interne acquise.

---

autour d'un antrhaxe. Identique au gonflement mastoïdien, il déterminerait, en empiétant sur les méninges molles et le territoire cérébrale sous-jacent, un foyer d'œdème méningo-encéphalique ». (Hutinel et Roger Voisin, in Traité de Méd. Brouardel, Gilbert et Thoinot, vol. 35, 1912, p. 235). Pour ces derniers auteurs, il semble que ces réactions sont de même nature que les autres et qu'elles trahissent seulement la première étape de l'infection méningée, infection qui donne naissance dans le liquide cérébrospinal, à des modifications cytologiques et chimiques.

Une encéphalite non suppurée, nous le savons aujourd'hui, peut guérir spontanément et cette évolution anatomique du processus peut être constatée ultérieurement (cas de *Rosenfeld*). Une intervention peut amener le chirurgien sur un foyer encéphalitique et les soins locaux, les nouvelles conditions apportées à l'équilibre de la tension intracrânienne par la trépanation peuvent amener une guérison qui a toutes chances de demeurer définitive (cas de *Vrijdag*).

La polioencéphalite hémorragique est d'habitude à début aigu, à évolution rapide et à symptomatologie toute différente de celle des tumeurs cérébrales. Mais le cas rapporté par *Schultze* nous démontre comment une polioéncéphalite supérieure peut simuler une tumeur des tubercules quadrijumeaux. si elle est compliquée d'une épendymite et d'hydrocéphalie interne secondaire. Il y avait, en effet, dans ce cas en plus des symptômes focaux, de la somnolence et de la névrite optique. *Oppenheim* rapporte un cas semblable, avec guérison ; il raconte avoir observé un certain nombre de cas de même nature et avoir conseillé dans un de ces cas une intervention, et la guérison survint. Il conclut qu'il a dû être en présence, soit d'une encéphalite non suppurée, soit d'un processus pathologique capable d'une résolution totale.

Mais à propos de ces encéphalo-méningites, il est encore malheureusement difficile, pour ne pas dire impossible, d'éliminer avec certitude la tuberculose ou la syphilis, pour admettre parfois un processus de nature inconnue. Nous savons d'autre part, par les cas rapportés dans la littérature, cas de *Craw-ford-Thompson*, de *Burton-Fanny*, de *Jollye*, de *Gowers* (cités par Hoppe), que la chlorose peut produire un complexus symptomatique qui emprunte temporairement l'habitus clinique des tumeurs encéphaliques. On a ainsi des céphalées parfois très prononcées, des vomissements, des vertiges avec névrite optique. *Oppenheim*, de son côté, cite un cas offrant un intérêt spécial :

L'anémie était secondaire à un carcinome du sein et les céphalées, les vomissements, les vertiges, la névrite optique lui en avaient imposé pour une métastase cancéreuse au niveau de l'encéphale.

Ce fait est certainement très important à connaître pour le chirurgien, qui ne devra pas abandonner tout espoir, lorsqu'il constate l'existence, chez un malade, anémique par le fait d'un néoplasme, malin ou bénin, d'un syndrôme de tumeur cérébrale ; connaissant la possibilité du syndrôme dans l'anémie, il évitera de le prendre pour la manifestation d'une métastase encéphalique. .

Nous croyons que le syndrôme apparaissant dans le cours de l'anémie, ne s'accompagne jamais de signe de localisation, et rappelle toujours les faits que nous avons réunis au point de vue clinique, dans le premier groupe. En réalité ces faits doivent être exceptionnels, si l'on en juge par la pénurie des observations qu'on peut trouver dans la littérature médicale à leur égard : cela n'est pourtant pas une preuve décisive, car avant Oppenheim et Nonne, les faits de cet ordre avaient été certainement vus par des neurologistes ou des chirurgiens, mais non enregistrés.

Ainsi donc l'anémie, pour Hoppe, dont nous acceptons l'interprétation, doit compter parmi les affections auxquelles il faut penser devant les cas simulant des tumeurs et qui guérissent. Il faut noter qu'il n'y a que de rares observations où l'examen du sang ait été fait.

L'hypothèse d'une *vraie tumeur cérébrale* ne peut aussi, dans les mêmes groupes de cas, être complètement éliminée. Dans le premier groupe qui nous intéresse, la vérification manque par définition, et l'on sait, d'autre part, qu'une tumeur arrêtée dans son accroissement peut être très bien supportée, passer même inaperçue après une phase évolutive, tout comme si le cerveau finissait par s'adapter à voisiner pour ainsi dire avec son hôte. Tels furent les cas d'*Osler*, *Oppenheim*, *Gowers*, *Bernardt* et *Russel* (cités par Hoppe). Ainsi des psammomes, des lipomes, des cholesteatomes peuvent atteindre un certain volume et s'arrêter dans leur évolution. Les cysticerques les échinocoques meurent se rétractent ou se calcifient et sont ainsi tolérés. Rappelons ici le cas II de Long, que nous rapportons dans notre travail. Il fut intéressant de constater que les kystes parasitaires avaient depuis longtemps dépassé la période d'activité et étaient pour la plupart transformés en petites masses fibreuses. La période initiale de la maladie avait totalement passé inaperçue, et la mort était due à une complication tardive ; un de ces kystes placé dans la partie supérieure du 4ᵉ ventricule avait, après rétraction produit une symphise du vermis avec le plancher du ventricule et par oblitération de l'acqueduc de Sylvius, une hydrocéphalie interne. Ainsi donc ces kystes parasitaires peuvent dans le cerveau être tolérés déjà dès leur période initiale. Cette tolérance dans la suite est chose connue, presque classique.

Les anévrysmes peuvent, après une période d'accroissement, s'arrêter, guérir et le cerveau, après une phase d'intolérance, s'accommoder à la pression (cas d'*Oppenheim, Hutchinson, Hodgson* et *Humble*, cités par Hoppe. Uu tuberculome solitaire, caséifié ou calcifié peut s'encapsuler et dès lors être toléré jusqu'à la mort, guérissant ainsi cliniquement (cas de *Wernicke, Starr, Knapp, Gowers, Babinski* et *Sahlberg*), cités par Hoppe. Ajoutons le cas de *Simeon* (cité par Hoppe) où le tubercule calcifié trouvé à l'autopsie devait remonter à 30 ans ; le cas de *Kirnberger* que nous avons rapporté à l'historique. Le tubercule peut guérir anatomiquement et on trouve alors à l'autopsie une cicatrice fibreuse à la place de la très probable néoformation nodulaire disparue (cas I de *Velter-Stephen Chauvet*, observation que nous rapportons). Il faut aussi ne pas oublier que les tumeurs cérébrales avec des rémissions ou durée d'évolution exceptionnellement longues ne sont pas très rares. Tels par exemple les cas de *Vaegelin* de Fribourg, 8 ans ; le cas de *Donath*, 10 ans, cités par Duret. Tel aussi le cas remarquable de *Souques*, où le malade, mort 6 ans après le début, a eu 3 périodes d'amélioration générale de 6, 12 et 16

mois. Il avait une tumeur de l'angle ponto-cérébelleux gauche (rapporté par Alquier et Klarfeld).

Hoppe rapporte le cas d'un malade chez lequel une
petite tumeur encéphalique a pendant 40 ans entre-
tenu une céphalée constante, mais supportable, et
quelque faiblesse du bras gauche, qui n'empêchaient
en rien l'activité journalière d'un paysan. Celui-ci,
en effet, avait eu à l'âge de 21 ans une paralysie du
bras gauche, vite guérie. Il venait mourir à l'hôpital
de Cincinnati à l'âge de 60 ans, de méningite aiguë.
On trouva au pied de la première frontale droite, en
partie corticale, en partie subcorticale, une tumeur
dure, cartilagineuse, de la grosseur d'un pois, entourée d'une zône de ramollissement récent.

Nous n'insisterons pas davantage, d'autant plus
qu'avec les vraies tumeurs qui sont *relativement* to-
lérées, où il y a des symptômes constants (parfois ces
malades sont longtemps pris pour des épileptiques),
nous nous écartons des pseudo-tumeurs que nous
nous proposons d'étudier.

Il nous faut maintenant envisager des faits d'un
tout autre ordre et qui pourtant demeurent dans le
premier groupe que nous discutons en ce moment,
c'est-à-dire dans les cas guéris et sans autopsie.
Hoppe à propos d'un cas qu'il rapporte résumé dans
sa communication, dit que le complexus symptoma-
tiques que l'on voit quelquefois au cours des cas de
myxoedème de l'adulte est probablement dû à une
méningite séreuse temporaire, où à une hydrocéphalie interne. « Ainsi, dit-il, j'ai une malade qui a
eu la myxoedème pendant plusieurs années. Elle est

très intelligente et a reçu une éducation supérieure. Pendant des années, elle avait des attaques qui commençaient par un violent mal de tête, des vertiges, de l'irritabilité, de la dépression émotionnelle et mentale, de la titubation marquée (marked staggering gait », du délire, de la confusion mentale et, finalement, après quelques jours, d'inhabileté de la démarche, se terminaient par une grande somnolence, de l'apathie et une démence évidente (apparent dementia). Ces attaques pouvaient durer de 3 à 5 jours ou même à quelques semaines et se terminaient plutôt rapidement, aussitôt qu'on administrait l'extrait thyroïdien. Elle a eu d'une à quatre attaques par an, dans ces cinq ou six dernières années et je les attribue à une hydrocéphalie interne, causée peut-être par les mêmes toxines qui déterminent le myxoedème général ».

L'hypothèse de *Hoppe* est-elle soutenable ? Nous savons bien que « *Soderbergh* a tout récemment attiré l'attention sur la présence chez les myxoedémateux de phénomènes qu'on observe chez les sujets atteints de lésions de l'appareil cérébelleux, notamment l'adiadococinésie et la catalepsie, la lenteur des mouvements, l'asthénie générale, les vertiges » *Henry Meige et Feindel, in Nouvelle Pratique Médico Chirurgicale* 1911 TV, p. 582). Il est fort regrettable que Hoppe n'ait pas jugé utile de donner plus de détails à propos de son cas et comme il s'agit de phénomènes autotoxiques, de déficit de sécrétions endocrines il y aurait eu tout intérêt à avoir des renseignements précis sur l'âge de la malade, sur

ses antécédents génitaux, sur l'état du liquide cérébro-spinal (tensions, éléments cellulaires, *toxicité*,
etc.) lors de ses attaques dont il parle. Le reproche
que nous nous permettons d'émettre, s'adresse
d'ailleurs à la plupart des observateurs qui ont
négligé souvent de donner des précisions indispen-
sables pourtant pour éclairer tant soit peu cette
question pleine d'inconnues. L'hypothèse de Hoppe
est certainement possible, mais nous ne voyons pas
pourquoi il admet une hydrocéphalie interne, plutôt
qu'autre chose. Quelle en serait le mécanisme anatomique ? il n'en dit pas un mot. Il serait peut être
plus prudent d'admettre que ce syndrome, lié probablement à une défaillance des glandes à sécrétion
interne suppléant le corps thyroïde, est attribuable
à une hypertension intracrânienne, sans préciser
autrement, jusqu'à plus ample informé. Nous savons
en effet, que les méningites purement autotoxiques
sont encore à prouver. On connaît sans doute les
méningites toxiques. Nous savons parfaitement
aujourd'hui, grâce aux travaux de *Mosny* et de ses
élèves. *Malloisel, Pinard, Harvier*, la méningite
saturnine, si polymorphe, pouvant demeurer histologique, ou se manifester simplement sous la forme
céphalalgique, parfois subaiguë, rarement aiguë.
Nous savons même que le saturnisme pur ou peut
être combiné à un peu d'alcoolisme peut parfaite-
donner le syndrome d'hypertension intracrânienne
(cas de *Claude, Merle* et *Galezowski*, sans hypertension
artérielle) ; qu'il y a tout lieu de devoir attribuer
bon nombre de troubles oculaires liés au saturnisme,

au syndrome d'hypertension cérébro-spinale qu'il
est capable d'engendrer. La stase papillaire ou des
altérations voisines ont été, en effet, signalées chez
des saturnins (*Sanielsohn, Subrecht*). *Stood* pensait
que l'amaurose provenait de l'hydropisie des gaines
et Galezowski faisait remarquer que les crises
d'amaurose s'accompagnent presque toujours d'autre
troubles : céphalées, nausées, vomissements, étour-
dissements. Et sans nous arrêter aux réactions
méningées liées à l'intoxication par l'oxyde de car-
bone, à l'alcoolisme, aujourd'hui classiques, rappelons enfin que toute injection intrarachidienne est
susceptible de provoquer une réaction anatomique
ou même anatomo-clinique des méninges. « *Ravaut*
et *Aubourg* ont les premiers signalé une réaction
leucocytaire, après une injection anesthésiante de
cocaïne ; mêmes résultats ont été observés avec les
autres anesthésiques, tels que novocaïne (*Riche* et
Mestrezat) stovaïne (*Doléris, Charlier, Halbron,
Pautrier* et *Simon*) » (Hutinel et Roger Voisin, loc. cit.
v. 35 p. 253). Rappelons à propos des faits qui nous
intéressent directement le cas 11 de *Weber* et *Schultz*
ou le syndrome pseudo-tumoral survint à la suite
d'une anesthésie longue et variée (rachistovaïnisa-
tion avec 0,03 de stovaïne puis anasthésie continuée
à l'éther chloroforme 10 et 20 gr.). Mais ni dans
l'urémie nerveuse, ni dans les complications nerveuses du diabète, pourtant types d'affections autotoxiques, on ne connaît à l'heure actuelle de réaction méningée propre. S'il y a des cas avec
diabète, celui-ci est secondaire. Le cas de diabète

insipide de *K. Pichler* avait une ependymite diffuse il est vrai, mais dans celui de *Mocquin* (Pseudotumeur par empyème ventriculaire) la malade avait une glycosurie secondaire et l'on est en droit de se demander si dans le cas de Pichler, le diabète n'était pas de même ordre.

Y a-t-il donc quelques autres hypothèses susceptibles de solliciter notre conviction? Qu'il nous soit permir de rapporter ici l'observation de *Nolen* et la discussion de son cas, faite par lui-même. Cela sera pour nous l'occasion de signaler, pour être complet, une interprétation que nous avouons trouver encore très vague.

OBSERVATION de W. Nolen (1)

Une femme de 40 ans, bien portante jusqu'à sa douzième grossesse, avait été prise, dans la deuxième moitié de celle-ci, de céphalalgie gauche avec vomissement et torpeur cérébrale, d'une hémiparésie droite avec tremblement de la main du même côté. Cet état de torpeur s'accentua dans les dernières semaines de la gravidité jusqu'à prendre l'aspect d'un sommeil continuel. Peu de temps après l'accouchement, tous ces symptômes disparurent. La treizième grossesse se termina par une fausse couche à 4 mois et ne s'accompagna d'aucun phénomène morbide.

En décembre 1900, dans le troisième mois et la quatorzième grossesse, l'affection se montre de nouveau sous le même aspect et la malade entre à l'hôpital en mars 1901. Là, M. Nolen constate une torpeur cérébrale et une somnolence prononcées, une hémiparésie droite, sans signe de Babinski, du tremblement intentionnel de la main droite, de la stase papillaire bilatérale, une pupille gauche dilatée et ne réagissant pas à la lumière. L'éclosion d'une infection pulmonaire grave nécessite

____

(1) Berlin. Klin. Wochensch. 6 et 13 déc. 1900 et *Semaine Médicale* 1910.

l'avortement provoqué. Quelques jours après, l'oculiste signale un ptosis à l'œil gauche et la paralysie du droit interne du même côté. La somnolence, d'abord diminuée, s'accentue de nouveau à l'occasion d'une recrudescence de l'infection pulmonaire. Puis, lentement, tout rentre dans l'ordre: la malade quitte l'hôpital, en septembre, ne présentant, jusqn'à sa nouvelle grossesse, que quelques vertiges et gardant une pupille élargie et paresseuse à la lumière, et un léger tremblement de la main.

Elle revient à la Clinique, en février 1904, alors qu'elle est enceinte de 8 mois de son quinzième enfant. Les symptômes sont analogues à ceux de la grossesse précédente et cèdent après l'accouchement en l'espace de deux mois.

En présence d'une pareille symptomatologie, le diagnostic de tumeurs cérébrale ou d'hydrocéphalie interne devait, dit *Nolen*, être pris en considération. L'évolution particulière de l'affection, sa récidive au cours de trois grossesses consécutives avec retour à la normale dans l'intervalle ne pouvait faire admettre ni une tumeur, ni hydrocéphalie ; car pour cette dernière, si *Oppenheim* l'a vu subir des recrudescences au cours de deux grossesses, on ne l'a jamais vu survenir exclusivement dans la gravidité. Il fallait donc se rabattre sur le syndrôme de Nonne qui est capable de rétrocéder.

Nolen veut expliquer le mécanisme du syndrome, à une hypertrophie gravidique de l'hypophyse.

Thaon, *Launois* en ont constaté l'hypertrophie, l'hyperfonctionnement dans la grossesse, et *Stumm* et *Erdheim* y ont observé l'apparition d'une nouvelle variété cellulaire qu'ils appellent « cellules gravidiques ». L'absence d'hémianopsie bitemporale, d'ailleurs possible dans des cas de tumeur de l'hypophyse s'explique par ce fait que l'accroissement de l'organe se fait surtout dans le sens transversal. La parésie de l'oculo-moteur, fréquente dans les tumeurs de la glande, relèverait ici également d'une compression du nerf. De plus *Nolen* pense en se servant d'une hypothèse proposée par *Plavec* pour la migraine ophtalmique que les douleurs hémicrâniennes gauches et les vomissements ont pu résulter chez sa malade d'une compression du plexus carotidien gauche. L'unilatéralité se trouverait expliquée par le déplacement latéral de l'hypophyse ou l'hypertrophie inégale de ses lobes (*Deyl*).

Les vomissements pouvaient d'ailleurs dépendre aussi de l'hypertension intracrânienne dont l'existence était démontrée par la stase papillaire. Comme la tuméfaction hypophysaire devait être trop faible pour expliquer l'hypertension, *Nolen* se demande si la formation d'une grande quantité de liquide céphalo rachidien, n'était pas provoquée par le produit de sécrétion de l'hypophyse dont les veines afférentes vont d'après *Thaon* au pédoncule cérébral. Il s'agirait d'un phénomène analogue à l'hypertrophie des ganglions lymphatiques périthyroïdiens au cours de la maladie de Basedow. Quant à la somnolence, quoique divers auteurs l'aient signalée dans des tumeurs de la glande pituitaire, Nolen ne veut pas la mettre à la charge des altérations de cette glande.

D'une façon générale, il a d'ailleurs conscience que ses déductions ne sont basées que sur des hypothèses, d'autant plus plausibles que les recherches modernes ont montré l'action des glandes génitales internes sur les autres glandes vasculaires sanguines au cours de la menstruation et de la grossesse.

Il nous paraît que l'hypothèse de Nolen, si suggestive qu'elle soit, en raison des acquisitions récentes sur lesquelles elle voudrait se baser, est loin de s'imposer. Nous devons dire d'ailleurs que nous n'avons pas consulté le fait à sa source. L'observation résumée, telle que nous l'avons recueillie dans la Semaine Médicale, nous paraît incomplète et peu démonstrative : le syndrôme apparaît d'une façon irrégulière : une première fois il survient dans la 2ᵉ moitié d'une 12ᵉ grossesse et s'efface après l'accouchement. Pendant 4 mois de la 13ᵉ grossesse qui se termine par une fausse couche, il fait défaut.

Dans le 3ᵉ mois de la 14ᵉ grossesse, le syndrome réapparaît, évolue en 2 et 3 mois, mais il survient une affection pulmonaire et la grossesse est interrompue artificiellement dans le courant du 5ᵉ au 6ᵉ mois. Au lieu de rétrocéder immédiatement le syndrome se complique de ptosis et de paralysie du droit interne du même côté que la céphalée et la pupille mydriatique et sans réaction à la lumière. Une recrudescence de l'infection pulmonaire augmente la somnolence. Ensuite, lentement le syndrome rétrocède, *mais pas complètement* puisque jusqu'à la grossesse suivante il y eut des vertiges, la pupille gauche demeura mydriatique et paresseuse, avec tremblement de la main droite.

Donc l'influence de la grossesse paraît admissible.

bien qu'il y ait eu avant l'apparition du syndrome une belle carrière reproductive de 11 grossesses, sans manifestations morbides. Mais il faut croire que l'affection pulmonaire a eu une influence égale, sinon supérieure. Et cette guérison douteuse ?

Nous n'avons pas eu le temps de chercher à nous documenter sur l'influence de la vie génitale sur l'évolution des tumeurs cérébrales. Il nous semble *à priori*, à considérer la gêne respiratoire et circulatoire inhérentes aux modifications apportées à l'équilibre de la tension intra-abdominale dans la 2ᵉ moitié d'une grossesse, qu'une tumeur intra-cérébrale jusque-là tolérée, peut à ce moment manifester sa présence.

Ajoutons que, vu la guérison incomplète que nous avons relevée entre la 14ᵉ et 15ᵉ grossesse, vu aussi la recrudescence du syndrome à l'occasion d'une infection pulmonaire, capable comme nous le savons, de provoquer une réaction méningée par elle-même, nous croyons que *Nolen* n'a pas le droit de rejeter l'hypothèse d'une hydrocéphalie ou d'une tumeur. Et nous nous trouvons ainsi bien loin du diagnostic du syndrome de Nonne, à l'heure actuelle impossible à reconnaître cliniquement avec certitude par les seules ressources dont nous disposons.

Nous disions à l'instant comment il nous était permis de prévoir l'influence des manifestations génitales sur les néoplasies encéphaliques, la réciproque semble aujourd'hui acquise, bien qu'elle ne soit pas encore classique :

Nous avons tro   sur « l'aménorrhée en tant que

signe précoce d'une lésion cérébrale en foyer », une revue générale succincte, non signée, dans la *Semaine Médicale*, 1905, p. 554.

Qu'il nous soit permis d'en rapporter un résumé, pour montrer une fois de plus la complexité des questions que soulève la notion des syndromes simulant les néoplasmes cérébraux.

Le professeur *H. Schmidt-Rimpler* (de Halle), ayant observé une femme de 30 ans, atteinte d'une atrophie du nerf optique au début et n'ayant jamais été réglée, qui succomba un an après, e lésion cérébrale, se demanda si — au lieu c considérer, en pareille occurence, l'atrophie optiq comme consécutive à l'aménorrhée, il ne conviendrait pas plutôt d'envisager l'une et l'autre comme étant les manifestations d'une même lésion cérébrale, par analogie avec l'hémianopsie qui survient au cours de certains diabètes insipides. Le professeur *Th. Axenfeld* (de Fribourg) et son élève, *H. Yamagoutchi* (de Tokio), ont confirmé par quatre observations cette façon de voir.

Bayerthal (de Worms), publia un cas où l'aménorrhée précoce fit penser chez une jeune femme, à une grossesse. *G. Abelsdorff* (de Berlin), publia un cas où l'aménorrhée. plus précoce encore, précéda d'une dizaine d'années, tous les autres phénomènes du syndrome de tumeur cérébrale. *E. Müller* (de Breslau), a dans le service du professeur von *Strümpell* recueilli cinq observations confirmatives.

Il résulterait de tous ces faits qu'une aménorrhée persistante peut constituer le symptôme le plus précoce d'une tumeur de l'encéphale, alors même que la lésion est localisée au cervelet ou au lobe occipital du cerveau. Ajoutons que l'aménorrhée semble aussi avoir une certaine valeur pour le diagnostic du siège de la lésion cérébrale, car elle se manifeste de préférence dans les cas de tumeur de l'hypophyse ou des régions de la base avoisinant cette glande (on sait que l'acromégalie s'accompagne souvent, elle aussi, d'aménorrhée), ainsi que dans les tumeurs donnant lieu au développement précoce d'hydrocéphalie considérable avec diminution rapide de l'acuité visuelle : or, ces phénomènes sont particulièrement fréquents dès le début de l'affection dans le cas de tumeur de la fosse crânienne postérieure.

Nous n'avons pas à discuter ici si ce symptôme a quelque valeur au point de vue du diagnostic. Etant donné sa banalité, il ne paraît pas, en effet, extrêmement important, mais au point de vue pathogénique, qui nous intéresse en cet instant, nous devons faire remarquer qu'il souligne les rapports unissant les fonctions génitales, les centres nerveux supérieurs et les glandes à sécrétion interne. Ceci nous entraîne à faire un rapprochement entre des *faits physiologiques*, tels que les menstruations (1), et des faits pathologiques, tels que le groupe des migraines, qui comme nous allons le voir, se rapprochent par leur symptomatologie et peut-être par leur pathogénie, des faits que nous étudions.

____

(1) A ce propos, nous devons faire remarquer de suite que l'œdème aigu angioneurotique qui, comme on le sait, peut être en relation avec le fonctionnement des ovaires, a été mis en avant

Et puisque *Hoppe,* à propos de son cas, fait intervenir l'insuffisance thyroïdienne, que *Nolen*, de son côté, fait jouer un rôle à la glande pinéale, et qu'il nous est permis aujourd'hui de chercher à préciser les rapports multiples qu'il y a entre les différentes sécrétions endocrines, nous ne pouvions ne pas penser au groupe intéressant des *migraines,* surtout des migraines ophtalmoplégiques. Il n'est pas, en effet, sans intérêt pour nous d'envisager, d'une part, les rapports (semble-t-il pour *Féré*) intimes entre les accès de migraine et les phénomènes d'épilepsie sensorielle et même motrice et, d'autre part, les théories récemment émises sur le mécanisme de production des migraines, confirmées semble-t-il en partie par les résultats opothérapiques. D'ailleurs, et nous le verrons par la suite, nous savons ce qu'il faut aujourd'hui penser de certains signes de localisation, surtout au dépend des nerfs crâniens et même médullaires, dans le cours du syndrome d'hypertension intracranio-rachidienne. L'existence de ces fameux signes accompagnateurs, ces paralysies de

---

pour expliquer certaines méningites séreuses. *Ch. Achard et Lévi* (Traité de Méd. Brouardel, Gilbert et Thoinot, XXXI, p. 550, 1911) s'expriment ainsi : « Quincke rattache à l'œdème aigu certaines formes de méningites séreuses avec attaques apoplectiformes (*Lowenheim, Oppenheim*). On lui rapporte aussi la céphalée, la somnolence, les troubles psychiques survenant au moment des accès ». Et plus loin : « La femme en serait au contraire atteinte de préférence, pour *Roth*. Et de fait, les divers actes de la vie génitale féminine peuvent s'accompagner d'œdème aigu circonscrit. L'influence des menstrues a été signalée par *Modino, Borner*. Il y aurait même parfois balancement entre les œdèmes et les menstrues (*Collens, Lewin*). »

nerfs de la base, alternantes, fugaces, rencontrées au cours des accès migraineux, est de nature à nous engager davantage au rapprochement. Sans insister sur la symptomatologie curieuse des migraines, depuis la migraine simple, commune, jusqu'à la migraine ophtalmoplégique, en passant par ce qu'on appelle la migraine accompagnée et la migraine ophtalmique, qu'il nous soit permis de rappeler ici quelques faits : *Demicheri* a observé une femme de 64 ans, dont les accès migraineux s'accompagnaient d'une paralysie oculaire, alternante, de diplopie, de ptosis, et aussi de paralysie faciale. *Rossolimo* a rapporté l'observation d'une paralysie faciale accompagnant des crises migraineuses, au moment des règles. La paralysie faciale siégeait tantôt à droite, tantôt à gauche, et était précédée de douleurs auriculaires. « Ces paralysies faciales transitoires peuvent laisser un résidu parétique permanent. » (*Henry Meige* et *Feindel*, loco cit. article migraine, p. 428). Mentionnons aussi l'aphasie migraineuse transitoire, les accidents paresthésiques, les phénomènes convulsifs palpébraux (*Calmeil, Féré*). Mais disons avec Meige et Feindel (p. 429) que « d'une façon générale, les troubles moteurs de la migraine accompagnée sont surtout paralytiques (parésies ou paralysies de la face, des membres, de la langue, des muscles oculaires). » Relevons, en outre, dans le même article de ces auteurs, à propos de la migraine ophtalmoplégique, ces passages qui nous intéressent : « La coexistence des troubles psychiques avec la migraine ophtalmique est certaine. »

« Mangazzini a défendu l'existence d'une psychose hémicranique, dont l'autonomie est combattue par von Kraft-Ebing. » « Enfin, *Charcot, Brissaud* ont montré que, dans certains cas, le syndrome de la migraine ophtalmique pouvait être le prélude d'une périencéphalite diffuse. »

Enfin « diverses observations permettent de supposer qu'il existe, entre la migraine et l'épilepsie quelques liens de parenté ; l'une pourrait se transformer en l'autre (*d'Abundo*) ; mais ces faits sont rares. *Rodiet* admet qu'il s'agit alors d'accidents relevant d'une auto-intoxication d'origine intestinale. Le régime végétarien aurait pour effet d'atténuer les crises migraineuses comme les crises épileptiques. »

« On connaît l'influence salutaire de la grossesse sur certaines migraines (*Brissaud*) ; on sait également que la migraine disparaît fréquemment avec la ménopause ; enfin, on a vu la céphalalgie migraineuse cesser avec l'apparition du syndrôme de Basedow. » (*Meige et Feindel*, loc. cit., p. 432). Il est curieux de rapprocher de ce fait le cas de *Raymond, Français et Merle* (leur observ. I), où à la suite du syndrôme pseudo-tumoral commença aussi un syndrôme de Basedow. Rappelons aussi le cas de *Wetzel*, où un goître exophtalmique est survenu à la suite d'une méningite. Ces rapprochements cliniques des migraines et des syndrômes pseudo-néoplasiques nous obligent à examiner rapidement les idées pathogéniques émises ces derniers temps sur les migraines. Nous ne rééditerons pas, bien entendu, les théories anciennes que l'on trouvera dans les classiques. *Léopold Lévi* et *Henri de Rotschild* firent une communication à la Société médicale des Hôpitaux de Paris (1906), sur la « migraine thyroïdienne », basée sur 7 observations. En voici le résumé : Parmi les formes de la migraine, ont-ils dit, il existe une variété qui est susceptible d'être améliorée par l'opothérapie thyroïdienne. Les sujets qui en sont atteints ont en général des signes d'hypothyroïdie bénigne chronique suivant la définition d'*Hertoghe* ; la grossesse, lorsqu'elle survient, améliore ces migraines et les auteurs considèrent qu'elle constitue une véritable autothérapie thyroïdienne. Ils regardent encore comme probantes les relations qui existent entre la vie sexuelle féminine (puberté, menstruation, ménopause) et les crises migraineuses. *Consiglio* a cité un cas où la symptomatologie était celle de la migraine ophtalmique. La céphalalgie habituelle pourrait aussi reconnaître la même cause. L'origine thyroïdienne de la migraine paraît être fréquente ; il y a donc deux facteurs dans son apparition : une prédisposition nerveuse et un trouble sécrétoire endocrinique.

Dans la discussion, *Apert* signale un cas de migrine ayant disparu par le traitement thyroïdien ; sa malade a eu plusieurs grossesses, mais les migraines ont disparu lors de la dernière. Cette femme a allaité son enfant, mais la sécrétion mammaire a persisté. *Apert* attribue à ce fait une certaine importance ; il rappelle l'observation de *Djemil Pacha*, dont le sujet atteint d'hypertrophie mammaire, vit apparaître à la suite de l'ablation des seins, un myx-œdème complet, dû probablement à la suppression du rôle vicariant des glandes mammaires, vis-à-vis de la sécrétion thyroïdienne.

Voici un autre fait curieux. *Strepherd Ivory Freuz*, dans une « Etude physiologique d'un cas de migraine » (*American Journal of Physiologie*, vol 19, n°1, 1er juin 1907. Ref. R. N. 1907, p. 1192), rapporte un cas intéressant par l'étude complète de la nutrition et des phénomènes de relation (sensibilité, etc.) propre à la malade. Il l'est aussi par ce détail que la migraine s'est trouvée très améliorée deux fois, d'abord au cours d'une grossesse, ensuite pendant une période de médication thyroïdienne.

Nous n'insisterons pas davantage sur la pathogénie thyroïdienne, aujourd'hui confirmée pour certaines migraines par des faits multiples publiés depuis.

Vaclav Plavec, dans une « Contribution à l'analyse de la migraine ophtalmoplégique », à propos d'une observation, passe en revue toutes les théories émises pour expliquer la pathogénie de la migraine ophtalmique et surtout celle de son symptôme primordial, le retour périodique de la paralysie de l'oculo-moteur pendant la crise. Il critique et rejette toutes les théories anciennes qu'il cherche à remplacer par la sienne. Il pense que la migraine ophtalmoplégique n'est autre chose qu'une migraine simple qui est la cause efficiente de la paralysie de l'oculo-moteur. Pour lui la migraine ophtalmoplégique, de même que la migraine simple, sont des affections de la base de l'encéphale, dues très probablement à un gonflement périodique de l'hypophyse qui est soumise à des influences vaso-motrices auto-régulatrices spéciales. Dans la migraine simple, ce gonflement serait total ou unilatéral, suivant le cas. Dans la migraine ophtalmoplégique, l'augmentation du volume de l'hypophyse serait toujours unilatérale, et reconnaîtrait comme cause une dislocation latérale ou une déformation de la glande. Ce gonflement anormal de l'hypophyse provient très probablement d'une auto-intoxication ; il est produit par une hyperémie active dans la migraine simple et par une stase veineuse dans la migraine ophtalmoplégique. Une disposition anatomique ou acquise joue un rôle important dans l'évolution de cette affection.

Riebold (cité par *Marinesco* et *Goldstein*) met, lui, les céphalées rebelles et les migraines sur le compte d'un processus léger de méningite séreuse.

Hypóthèse de *Spitzer* (1911) :

« A la base de cette théorie, se trouve la supposition que chez les personnes souffrant d'hémicrânie, le trou de Monro est trop petit. Toute cause qui provoque l'hypérémie passive ou active du cerveau, en même temps provoque l'hypérémie du plexus choroïde ; celui-ci augmenté de volume, obture le trou de Monro et empêche le liquide céphalique de s'écouler librement du ventricule latéral. Le liquide exerce une pression contre les parois du ventricule et contre ses vaisseaux. Par suite de cette pression augmentée, la circulation sanguine est entravée surtout dans les veines ; il se fait une stase veineuse, la transsudation séreuse à travers les parois des vaisseaux et l'augmentation de la pression du liquide céphalo-rachidien, par cela même, devient plus grande dans le ventricule latéral. Ce liquide se fraie passage à travers les espaces lymphatiques, arrive enfin jusqu'à l'écorce et ici il distend les plis de la pie-mère, rompt même les petits vaisseaux, ce qui donne, d'après *Spitzer*, le phénomène de l'aura. La pression intraventriculaire, toujours croissante, provoque la distension de la dure-mère ; c'est à ce moment qu'apparaît la céphalée. Cette dernière croît toujours jusqu'au moment où le liquide, par sa pression, expulse le plexus choroïde à travers le trou de Monro. La pression intracrânienne diminue à ce moment et la céphalée disparaît. *Spitzer* explique la période libre des céphalées par le fait que le plexus choroïde, encore hypérémié, ne peut plus rentrer dans le ventricule à travers le trou de Monro ; il doit d'abord reprendre son volume normal. Plus la période libre des accès est longue, plus facilement ils apparaissent et plus graves sont-ils. » (*Mme Nathalie Zylberlast*).

Nous avons cru être utile en rapprochant ces faits et ces hypothèses, mais nous ne croyons pas possible à l'heure actuelle, d'en tirer un parti définitif. Nous proposons seulement, de cet aperçu, les conclusions suivantes :

Des réactions pseudo-tumorales, plus particulièrement sous une forme simulant les néoplasmes de la fosse cérébrale postérieure, peuvent survenir dans le cours des myxœdèmes de l'adulte et ces réactions cérébrales peuvent se dissiper par le traitement thy-roïdien.

Il y a certainement des relations entre la fonction génitale, les symptômes de réaction cérébrale simu-lant les tumeurs et certaines migraines, même oph-talmoplégiques.

L'existence de rapports intimes entre la fonction génitale et l'œdème aigu angio-neurotique, semble très probable, mais ni le mécanisme, ni le détermi-nisme de ces différentes relations ne sont encore pré-cisés. Nous ne pouvons donc enregistrer ces interpré-tations que d'une manière générale. Elles nous mon-trent mieux encore combien la pathogénie peut être multiple et variée pour les cas admis dans notre pre-mier groupe.

2ᵉ groupe de faits. — Cas avèo autopsie négative. —Dans ce groupe, nous avons admis uniquement les cas avec autopsie négative : nous ne répèterons pas ce que nous avons dit au chapitre d'anatomie patho-logique. Mais rappelons que pour rester dans les limites de ce groupe, il faut que les observations clinique et surtout anatomique soient aussi par-faites que possible. Or, les cas sont rares où un examen macroscopique et microscopique soigneux des centres nerveux et des organes à fonction anti-toxique est fait d'une façon consciencieuse, si bien qu'on est en droit de reprocher à presque toutes les observations un défaut quelquefois très grave, lais-sant subsister un doute des plus légitimes.

Oppenheim avait insisté sur ce fait que l'examen macroscopique est insuffisant pour éliminer une tumeur. Rappelons le cas curieux de *Henneberg*, obs. III (*in René Rome*, p. 55). *Huth* publie ce cas dans sa thèse (Berlin, 1902) comme un cas d'épilepsie essentielle. Le malade meurt dans la suite et on reconnaît un sarcome de la partie moyenne des circonvolutions rolandiques.

Le cas que nous rapportons de *Sicard* aurait pu fournir un appoint à la théorie pathogénique de *Nolen*, mais l'examen microscopique s'est limité au plexus choroïde. Dans plusieurs observations, l'examen est limité à la région des centres et nous savons maintenant ce qu'il faut penser des signes de localisation. Parfois, des organes viscéraux importants sont passés sous silence ; d'autres fois, on a signalé à l'autopsie un peu de néphrite (Nonne, 1907, II) ; or, il suffit de rappeler que l'urémie nerveuse chronique s'accompagne d'hypertension intracrânio-rachidienne (1) ; d'autres fois, on n'a pas suffisamment éliminé des maladies générales.

Finkelnburg et *Eschbaum*, envisageant certains des cas qui nous intéressent, disent avec beaucoup de raison : « Ainsi, il s'agit peut-être de symptômes cérébraux dus à la cachexie et à l'anémie. Ne savons-nous pas, tout de même, que sur le terrain de l'anémie et de la cachexie, de toute origine peuvent se

---

(1) Non seulement cette hypertension est connue, mais on sait que la ponction lombaire est susceptible de faire disparaître (dans l'urémie) la céphalée (Marie et Guillain), le vertige, le délire et même le coma (Castaigne et André Weill). Ces symptômes qui peuvent contribuer à former un complexus pseudo-tumoral, sont donc, dans ces cas, manifestement liés à l'hypertension urémique. L'urémie peut donc à elle seule simuler une tumeur.

développer des syndromes d'affections organiques
médullo-cérébrales, avec névrite optique, etc., dont
la base anatomique se présente sous forme de foyer
de dégénérescence multiple aiguë ou subaiguë. »
(*Oppenheim, Nonne, Bodeker, Juliusburger*).

Et cependant il y a des faits assez bien observés
pour rendre certaine l'existence d'un syndrome
simulant les tumeurs et ne donnant lieu à aucune
constatation positive.

Oppenheim, nous le savons, le reconnaît et avec
lui la plupart des auteurs, surtout allemands. Comment l'interpréter ?

Srtumpell, dans une lettre à Nonne, s'exprime ainsi
pour ce cas : « J'ai souvent causé de ces cas avec
Erb. Je ne sais pas comment ils doivent être interprétés. »

L'hypothèse d'une encéphalite non suppurée dont
le processus, non encore connu, et susceptible de
guérison, émise par *Oppenheim* pour ses cas, est
encore applicable ici pour les cas où le syndrome
guérit ; l'autopsie est faite à la suite d'une affection ultérieure quelconque. Dans ces cas, d'ailleurs,
la plupart des théories émises précédemment pour
le groupe des faits guéris peuvent être renouvelées,
pourvu qu'on admette la possibilité d'une restitutio
ad integrum des lésions. Nous n'insisterons pas.

Les faits de *Henneberg,* où les malades, dans le
cours de leur syndrôme, sont morts d'une complication méningée à lésions grossières, peuvent être
expliqués ainsi : une hydrocéphalie interne acquise
minime, passée inaperçue ; peut-être les lésions dues

à la complication post-opératoire masquent-elles des altérations plus fines qui étaient à la base du syndrôme (*Henneberg*).

Les faits les plus mystérieux sont ceux où le malade meurt de par son syndrôme, alors que l'autopsie ne décèle rien qui puisse l'expliquer.

En vérité, et nous l'avons vu à l'anatomie pathologique, dans aucune observation, sauf celle de *Hoppe* (obs. I), on n'a relevé un état absolument normal du système nerveux central : points d'athérome légers dans les vaisseaux de la base (cas de Nonne, X, 1904), écorce un peu hypérémique, gaines péri-vasculaires, dilatées par endroits (cas de Nonne, XI, 1904). Mais il est fort regrettable que dans ce cas de Hoppe qui eût pu être si démonstratif, l'autopsie soit limitée à l'encéphale. L'observation de *Long* ne mentionne pas l'examen histologique du Cortex.

En tous cas, les lésions certainement minimes que l'on a trouvées sont réputées insuffisantes, peu à même d'expliquer le syndrôme. Ce qui explique qu'on ait dû émettre des hypothèses pour interpréter ce fait.

Saenger avait émis l'hypothèse du gonflement cérébral de *Reichardt*. *Deutschmann* avait pensé à une analogie avec le syndrôme glaucome, sans lésion décelable, s'arrêtant à un trouble circulatoire, avec différence dans l'apport et le départ, d'où augmentation de la tension. Mais ce n'est pas là une explication précise.

Certains auteurs ont pensé à la possibilité de phénomènes angioneurotiques, comme *Quincke* l'admettait pour certains faits de méningite séreuse.

Faut-il admettre, pour d'autres faits, le rôle pathogénique de l'insuffisance thyroïdienne (*Hoppe*) ou de l'hypertrophie gravidique de la glande pénéale (Nolen)? Nous n'avons pas à notre connaissance des observations où l'on ait examiné en particulier toutes les glandes vasculaires sanguines et surtout l'hypophyse. Et si les liens sur lesquels nous nous sommes étendu existent, la question est en suspens à savoir quel est le mécanisme exact de la pathogénie rationnelle ?

Hoppe disait qu'on ne peut parler de pseudo-tumeurs cérébrales sans prendre en considération « la cérébrite chronique » ou hypertrophie cérébrale. Mais ce qu'il entend par là ne nous paraît pas très précis. Il dit que cette « affection » (?) est extrêmement rare et si elle est plus fréquente chez les enfants, elle peut survenir chez les adultes. Chez ceux-ci, la distension crânienne ne pouvant se produire, on aurait le syndrome pseudo-tumoral(?) Mais l'évolution serait aiguë.

Selon *Euleuberg*, la symptomatologie ressemble beaucoup à celle de l'hydrocéphalie aiguë. La littérature, au sujet de ces hypertrophies cérébrales, est extrêmement restreinte. Nous ne pouvons donc que les signaler sous toute réserve. Ajoutons que *Hoppe* engage à connaître davantage cette affection et chercher à la trouver. Il montre combien il serait facile de parler de pseudo-tumeur, dans des cas semblables, si le cerveau extirpé est donné à l'examen, sans la notion des constatations, au moment de l'enlèvement de l'encéphale. Rappelons avec Hoppe qu'*Anton* assure qu'il doit y avoir une hypertrophie cérébrale partielle qui, si elle se produit, peut déterminer un syndrome tumoral. L'auteur ne donne pas la preuve anatomique de cette assertion.

Si nous voulons conclure sur la pathogénie de ces cas sans lésions, nous devons tout d'abord faire remarquer qu'ils doivent être de plus en plus exceptionnels, si l'on fait aux autopsies, des examens absolument complets, soit au point de vue nerveux, soit au point de vue viscéral. Toutefois, comme ces cas semblent bien exister, nous sommes obligé de constater que nous ne sommes pas plus avancé au point de vue de leur interprétation pathogénique que quand, en 1908, Hochhaus disait : « Dans l'état actuel de nos connaissances, si l'on peut encore admettre quelque cause plausible pour expliquer les hémiplégies idiopathiques de Jacobsohn, nous ne sommes pas en mesure de supposer quelque chose de semblable pour interpréter les pseudo-tumeurs. »

C'est assez dire que nous sommes tout à fait ignorants à l'égard de ces derniers états, si l'on tient compte surtout du peu de solidité de nos connaissances sur les hémiplégies idiopathiques si avantageusement comparées dans cette citation.

CHAPITRE V.

Considérations pratiques.

———

De l'examen des faits précédents il ressort avec évidence que l'ensemble des états dits pseudo-tumeurs ne constitue pas un groupe homogène ; le plus souvent il s'agit de maladies organiques définies, mais encore incomplètement étudiées : méningite séreuse, méningo-encéphalite, épendymite, hydrocéphalie, névrite des nerfs crâniens. Nous avons vu cependant que, malgré qu'il en existe peu d'observations indiscutables, et que la pathogénie en soit très incertaine, il est des cas ne présentant aucun substratum anatomique appréciable.

Il est clair que dans le premier de ces groupes, c'est-à-dire dans les cas relevant d'une lésion précise, il importe de laisser de côté le terme de Pseudo-tumeur, pour employer une dénomination précise en rapport avec la lésion ; nous verrons dans un instant quelles sont les espérances que l'on peut avoir au point de vue du diagnostic clinique précis.

Quant aux faits qui ne présentent aucun substratum anatomique, il est nécessaire en attendant qu'ils puissent être rattachés à une affection déterminée, de les désigner explicitement. Le terme de pseudo-tumeur nous paraît ici non pas trop vague, mais erronné et sujet à des inconvénients. Il serait à la rigueur possible de parler de pseudo-tumeur si l'on se trouvait en présence de symptômes simulant des signes propres de néoplasme ; ainsi l'hypertrophie d'un organe, appréciable cliniquement, peut simuler véritablement une tumeur de cet organe. Mais ici les faits sont différents. Le complexus clinique qui marque les tumeurs célébrales ne correspond à aucun signe direct ; les néoplasmes encéphaliques ne sont décelables que par des modifications pathologiques secondaires, lesquelles peuvent être déterminées par d'autres processus que les néoplasmes. Nous reconnaissons volontiers, comme le dit très explicitement Nonne, que le complexus symptomatique des tumeurs lorsqu'il est complet, a quelque chose d'assez caractéristique ; nous admettons parfaitement, que lorsqu'on parle de pseudo-tumeur, il ne s'agit pas uniquement d'erreur de diagnostic. Il y a un ensemble de signes cliniques qui, en l'état actuel de] nos connaissances nous oblige à admettre une tumeur cérébrale ; mais, ce diagnostic, tout en restant logiquement erroné dans ces cas, *se base sur un ensemble de déductions cliniques, et non sur la constatation di-*

*recte de quelque chose qui ressemblerait à une tumeur.
Il est donc tout à fait irrationnel de parler de pseudo-
tumeur.*

Si cette appellation n'avait que ce défaut, on pourrait encore passer outre, et la conserver comme terme
d'attente ainsi que l'ont fait quelques auteurs, et en
particulier Raymond, ainsi que Manriesco et Goldstein. Mais cette dénomination présente en outre le
grave inconvénient d'avoir une fausse précision, alors
que les faits qu'elle désigne sont encore tout à fait
inconnus dans leur nature.

Nous pensons qu'il serait préférable d'employer
pour désigner ces faits qui seront probablement de
plus en plus exceptionnels, le terme de *Maladie de
Nonne*, du nom de l'auteur qui a le premier attiré
l'attention sur ces cas singuliers. Cette dénomination
serait comparable à celle de « Maladie d'Erb-Gold-
flamm », qui désigne ce groupe en voie de démem-
brement qu'est la myasthénie bulbo-spinale.

Nous pensons ainsi que le terme de pseudo-tumeur
devrait être abandonné, mais comme on a pu déjà le
soupçonner d'après les chapitres précédents nous
pensons que non seulement le terme, mais la compréhension même, tels que les conçoivent surtout
les auteurs allemands sont tout à fait inexacts.

Cependant l'étude des faits précédents ne nous
fait pas aboutir seulement à cette critique, et à cette
conclusion pour ainsi dire négative ; elle nous permet de soulever quelques questions pratiques à propos de cet ensemble de cas qui ont ce caractère
commun de ressembler à des tumeurs, et qui, à tort

ou à raison, ont été réunis dans le même groupe. Nous voulons envisager particulièrement le diagnostic, le pronostic et le traitement de ces états, ou du moins donner quelques indications dans ce sens.

I. Considérations sur le pronostic. — Evolution des cas analysés.

Il n'est pas possible d'étudier un pronostic d'ensemble des soi-disant pseudo-tumeurs, puisque, comme nous venons de le dire, ce groupe est tout-à-fait artificiel. Nous voulons résumer simplement comment se groupent les observations suivant leur évolution ; on pourrait en tirer, le cas échéant, quelques indications sur le pronostic des faits particuliers. Sur les cas que nous avons conservés, il y a environ la moitié de guérison. Un certain nombre sont morts après l'intervention, généralement très rapidement. Dans les décès survenus spontanément, il s'est agi plusieurs fois de mort subite. Dans un certain nombre de faits, il y eut une durée très longue, avec des récidives.

Mais ces résultats globaux n'ont pas grand intérêt ; il faudrait noter l'évolution suivant les catégories de faits. Or, en présence des difficultés de diagnostic auxquelles nous ferons allusion tout à l'heure, il n'est possible de grouper rationnellement les observations que dans les cas où il y a eu une autopsie ou au moins une opération.

Parmi les cas vérifiés, seuls sont intéressants à ce point de vue : L'observation I de Hoppe (notre obs. III) qui eut des troubles pendant 10 ans, et qui présenta particulièrement, avec un syndrome tumoral et un étranglement papillaire, une accalmie de 6 ans, puis de nouveau des troubles de réaction cérébrale, suivis à leur tour d'amélioration. Mort de tuberculose.

On trouve aussi dans l'observation de Vincent que nous rapportons (notre obs. XXIII) une amélioration de très courte durée d'ailleurs, suivie d'une aggravation rapidement terminée par la mort.

Parmi les faits opérés nous attirons particulièrement l'attention sur les trois cas de méningites séreuses localisées à la corticalité (Cas de Placzek et Krause, de Finkelstein et de Unger) (nos observ. XXXIII, XXXIV et XXXV). Ces trois cas ont guéri après une trépanation faite à la suite de diagnostic de tumeur de la région cérébelleuse.

Dans la plupart des autres cas opérés, la mort est survenue très rapidement après l'opération; il s'agissait de ramollissement ancien et hydrocéphalie (cas de Schröder notre obs. XIX) de ramollissement aigu (W. Vorkastner II notre obs. XXVIII) d'hydrocéphalie (Nonne 1904 XII notre obs. XV), et souvent de cas sans substratum apparent (Nonne 1907 I notre obs. IV). (Vorkastner I notre obs. VIII), (Henneberg I et II nos obs. IX et X), Hochhaus (notre obs. XI), Sicard (notre obs. VII), de méningite chronique. Finkelnburg et Eschbaum I (notre obs. XIV).

Seulement dans les cas de Vrijdag (où il s'agissait d'encéphalite hémorragique), de Velter et Chauvet I, et dans un cas de Nonne (cas VI, 1904 n otre obs. XLI) le malade guérit après trépanation.

Nous ne parlons pas ici de l'évolution qui a pu suivre un traitement spécifique, nous allons y revenir à propos du diagnostic.

II. Diagnostic.

Dans toute cette question des pseudo-tumeurs le diagnostic est certainement le point nodal. Mais c'est aussi le point le plus difficile à résoudre à l'heure actuelle, ce qui explique la confusion de tous ces faits dans ce groupe artificiel.

Une première question se pose, c'est celle du rôle joué par la syphilis en pareille matière. Cette question présente naturellement une très grande importance pratique mais elle a aussi un intérêt théorique considérable. On trouve en effet dans un certain nombre d'observations une amélioration manifeste, même rapide, à la suite du traitement spécifique[1].

---

(1) Ainsi à titre d'exemple voyez :

Notre obs. XXXIX. Trait. mixte. Guérison obtenue totale en cinq semaines.

Notre observ. XLII, T. mixte. Amélioration dès troisième jour du traitement, guérison subjective au bout de deux mois; guérison totale s'affirme dans la suite. A noter que le liquide C. R. stérile renfermait une légère leucocytose.

Notre obs. XLIII, T. mixte. Dès le quatorzième jour, l'amélioration hésitante s'affirme, guérison subjective dès la fin du deuxième mois, guérison totale constatée deux ans après. Dans le liquide C. R. pas de lymphocytose.

Notre obs. XLV. T. mixte. Le syndrôme semble s'accuser au début du traitement mais l'amélioration s'amène au quatorzième jour. Guérison atteinte à la fin du traitement de quatre semaines et se maintient dix mois.

Ces cas doivent-ils être par ce seul fait rapportés à la syphilis? Nous ne le pensons pas. Il y a longtemps déjà Grasset (1902) avait publié des faits tendant à démontrer l'efficacité du traitement; dans des affections nerveuses non syphilitiques ; on a même signalé des améliorations des tumeurs avérées de l'encéphale (Babinski), nous signalerons enfin que Quincke a noté l'efficacité du traitement dans la méningite séreuse. On sait d'ailleurs que pour d'autres affections viscérales, le traitement dit spécifique n'a pas une valeur absolue.

Monsieur Bériel (1) avait étudié ces faits à propos de la syphilis du poumon et avait conclu que le traitement spécifique ne constitue pas une véritable pierre de touche. D'ailleurs, pour en revenir à nos faits et pour montrer une fois de plus la complexité du problème, rappelons le cas de notre observation XXXVI où un traitement purement symptomatique et pour ainsi dire expectatif, a amené la guérison. Il consistait uniquement dans le repos au lit, diète anodine et vessie de glace sur la tête. La guérison subjective est ainsi obtenue en quinze jours et l'amélioration défi-

---

Notre obs. XXXVIII, T. aux frictions. Amélioration à partir du quatorzième jour. Guérison totale en dix semaines.

Notre obs. XLIX, T. aux frictions. Guérison complète en cinq semaines, mais rechutes à quelques mois d'intervalle et chaque fois les frictions guérissent les troubles. A noter que le liquide C. R. ne présentait pas de lymphocytose.

Mentionnons d'autre part la plupart des observations du travail princeps d'Oppenheim (1901) où l'amélioration notable sinon parfois la guérison totale indiscutable survenait à la suite du traitement ioduré.

(1) Bériel. Syphilis du poumon.

nitive s'affirme par la suite. La durée de l'observation était de trois ans trois quarts, le liquide céphalo-rachidien sous une hypertension faible renfermait de l'albumine. Notre autre observation LXII est à ce point de vue, encore démonstrative bien qu'on ait fait une ponction lombaire, car on n'avait ainsi retiré que trois à quatre centimètres de liquide. Ici donc, comme dans beaucoup d'autres affections, l'évolution naturelle vers la guérison peut se trouver de coïncider avec un traitement quelconque.

Néanmoins, étant donné le nombre considérable de syphilis méconnues, il doit exister des cas guéris rapidement par le traitement, qui sont très probablement d'origine syphilitique.

Il nous a semblé qu'on pouvait ranger parmi ces derniers faits la très intéressante observation de MM. Gallavardin et Rebattu, qu'ils ont publiée dans le *Lyon Médical*, 1909, et pour ce motif nous ne l'avons pas reproduite dans nos documents.

Il faut donc chercher ailleurs que dans l'essai de la thérapeutique les éléments nécessaires à une classification au point de vue de la syphilis. Sans discuter la valeur des recherches cliniques que l'on peut faire à ce sujet, nous rapportons les conclusions de Foix et Bloch.

Ces deux auteurs disent dans leurs conclusions : « Ce que le clinicien désire savoir, ce sont les résultats sur lesquels il peut compter pour établir un diagnostic qui appelle actuellement une thérapeutique aussi spéciale qu'énergique.

Au sérum et au liquide céphalo-rachidien qu'il en-

verra au laboratoire, il demandera des réponses *nécessaires* et *suffisantes*.

Nécessaires :

Albumine...... } du liquide céphalo rachidien.
Lymphocytose.. }

C'est le *syndrome minimum*, sans lequel on peut
dire qu'il n'existe pas pratiquement de syphilis céré-
bro spinale.

Suffisantes, en outre l'albumine et la lymphocytose, il y a :

Réaction de Wassermann positive { dans le sérum sanguin.
                      { dans le liquide céphalo-rachidien.

C'est le *syndrome maximum* où la syphilis nerveuse est indiscutable.

Le clinicien pourra recevoir toute une série de
réponses intermédiaires, mais dont la valeur diagnostique n'est pas moins grande.

Par exemple :

Wassermann positif-sérum..... {
    —   négatif liquide C R } Syphilis sûre, mais lésion
Pas de lymphocytose.......... } nerveuse non syphilitique.
Albumino-réaction négative.... {

Albumino-réaction positive. } L. C. R. } Grande probabilité de
Lymphocytose............ }   } lésion nerveuse syphi-
Wassermann positif-sérum............ { litique.
    —   négatif-liquide C. R....... }

Albumino-réaction positive. } L. C. R. }
Lymphocytose............ }   } Syphilis nerveuse ab-
Wassermann négatif-sérum .... { solument certaine.
    —   positif-liquide C. R ..... }

Les deux auteurs donnent, d'autre part, un tableau
des résultats des diverses épreuves et diagnostic
laboratoire, suivant les affections. Qu'il nous soit

permis d'en rapporter ce qui nous intéresse plus directement :

Syphilis cérébro-spinale : *Sérum* W = + dans 80/100.
       —   *L.C.R.* Albumine, lymphocytose
                           W = + dans 50/100.

Tumeurs cérébrales : *Sérum* W = —
       —   *L.C.R.* Quelquefois albumine et lymphocy-
                       tose faibles W = —

Tumeurs ponto médullaire : *Sérum* W = —
       —   *L.C.R.* Albumine, pas de lymphocy-
                       tose (dissociation albumino-
                       cytologique) W = —

Dans ces dernières affections si le sujet est syphilitique : *Idem*,
mais W du sérum = +

Après la lecture du travail de Foix et Bloch, nous
avons infiniment regretté de ne pouvoir, par les observations que nous eûmes à analyser, donner un
tableau comparatif des renseignements fournis par
la ponction lombaire. Dans 33 observations, les auteurs n'ont pas fait cette ponction. Dans les observations où ce procédé d'investigation a été utilisé, le
plus grand nombre des cas ne donnent que des indications très insuffisantes sur les caractères physi-
ques, chimiques ou histologiques. Dans aucun cas
on n'a fait le Wassermann du liquide cérébro-spinal.
On comprend combien Strümpell avait bien raison
de dire qu'il lui était bien difficile d'éliminer, dans
les cas qu'il connaissait, l'étiologie syphilitique.
Dans un cas, Finkelnburg et Eschbaum avaient cherché le Wassermann (sérum) chez le sujet et sur ses
parents (voyez notre observ. LIV) et les mêmes auteurs, dans le même cas) avaient éliminé l'étiologie
tuberculeuse après un Pirket négatif.

Nous admettons qu'il faut multiplier les examens, recourir à tous les procédés d'investigation dont la science s'enrichit de jour en jour, et ne rien laisser ainsi à l'inconnu dans la mesure de nos possibilités. Mais il reste, bien entendu, que les résultats de ces examens doivent être fortement interprétés ; nous ne pouvons nous empêcher de penser que les tables de Foix et Bloch restent un peu schématiques, et que les recherches que l'un entreprendra à propos de chaque nouveau cas, auront surtout une valeur documentaire pour l'avenir.

Quoi qu'il soit de ces considérations, il nous semble que l'on doit s'efforcer en présence des complexus de réaction cérébrale grave, de porter un diagnostic précis et de renoncer à celui de pseudo tumeur. La conduite du diagnostic nous paraît devoir être la suivante ; nous nous contenterons d'ailleurs d'en résumer les principales étapes.

1re) Le premier point important est d'éliminer la *syphilis cérébro-spinale*. Ce diagnostic doit être fait en premier lieu parce qu'il comporte en même temps une thérapeutique active.

Et on s'efforcera ici de faire ce diagnostic de nature, soit par les commémoratifs, soit par les divers examens que l'on connaît et dont le tableau précité donne les principaux éléments, soit même en interprétant les résultats du traitement. Bien que ce dernier ne nous paraisse pas absolument démonstratif, il a sa place en premier lieu parce qu'il constitue en même temps un procédé curatif.

2°) Il est nécessaire après avoir éliminé la possibilité de syphilis, de chercher à faire un diagnostic anatomique, c'est-à-dire de reconnaître une *hydrocéphalie acquise,* une *encéphalite*, une *méningite subaiguë* ou *chronique,* une *méningite séreuse circonscrite.* Il nous est impossible de passer en revue les signes de ces différentes lésions pour lesquelles nous renvoyons aux travaux récents.

Rappelons qu'Oppenheim, depuis le congrès de Moscou (1897), avait insisté sur ce fait que la méningite séreuse prête à confusion avec les tumeurs cérébrales, car les symptômes hémiplégie, aphasie et même ataxie cérébelleuse pouvaient se rencontrer dans les deux cas.

Mais c'est surtout l'épendymite, les cas que Merle appelle Pseudo-tumeurs inflammatoires qui sont les plus fréquemment à même de nous induire en erreur.

Il faut retenir que le mode de début est brusque, que les symptômes de localisation en foyers sont très rares, que l'œdème papillaire bilatéral s'installe très rapidement, devient rapidement intense, et la cécité peut être atteinte en quelques jours, parfois presque en quelques heures (voyez notre obs. LIX). L'évolution d'ailleurs est caractéristique, avec période d'amélioration complète et rechutes encore fréquentes.

Nous n'insistons pas sur les encéphalites non suppurées qui sont encore à l'étude.

Rappelons à ce propos que les signes de localisation ici comme pour les tumeurs, sont très trompeurs : ils ont cependant parfois dans les encé-

phalites lorsqu'il existent, le caractère d'être multiples (1).

C'est que l'encéphalite est rarement très localisée
et les foyers multiples déroutent la sagacité du clinicien le plus consommé. On a un élément de diagnostic si l'on ajoute à ce caprice des localisations
multiples la notion étiologique d'une maladie infec-
tieuse antérieure (grippe surtout), d'une intoxication
(alcoolisme). D'une épidémie d'encéphalo-myélite (2)
ou même de méningite épidémique. Mais malgré tout
le diagnostic reste quelques foiségaré par des signes
trompeurs authentiques.

D'ailleurs, au cours du syndrome tumoral une
affection pyrétique viscérale intercurrente peut survenir et compliquer encore plus la situation.

Nous signalons ce fait qui n'est peut-être pas très
connu, que, malgré les caractères inflammatoires de
ces diverses lésions (en particulier l'encéphalite), elle
peuvent évoluer sans fièvre.

On sait d'autre part que des modifications de la
température peuvent se produire pour une raison ou
pour une autre au cours de véritables tumeurs. Nous
signalons aussi la possibilité de réactions méningées
cytologiquement appréciable au cours de néoplasme.

Nous ajouterons que dans certains cas, la ponction
ventriculaire, qui est généralement peu utilisée en
France peut, dans le cours d'une intervention, ren-

---

(1) Dans le cas de Vrijdag (notre obs. LI), qui semble bien avoir
concerné une encéphalite hémorragique, les signes de localisations
étaient multiples. Dans celle de Rosenfeld (notre obs. XXX), les
signes étaient très diffus.

(2) Raymond. Pathologie Nerveuse, 1910, p. 215.

dre des services pour le diagnostic d'une hydrocéphalie interne. Il est bien entendu que si l'on peut
faire le diagnostic de ces diverses lésions, il est
important de préciser leur véritable nature, et en
particulier de reconnaître la tuberculose ; nous
n'insistons sur les divers procédés de laboratoires,
qui peuvent pour une part, fournir des éléments de
diagnostic, et nous signalons pour mémoire qu'on
peut observer des tuberculoses des centres nerveux
sans tuberculisation apparente des viscères.

Enfin, il est bien entendu qu'on s'efforcera d'éliminer des courses de réaction cérébrales tenant à des
modifications humorales (anémies, insuffisance thyroïdienne, insuffisance rénale et hépatique, etc.).

3° Le diagnostic de *tumeur* ne devrait être posé
qu'après ces éliminations successives. Toutefois, il
faut noter qu'il peut exister, à titre exceptionnel des
signes directs permettant de reconnaître un néoplasme autrement que par élimination. Nous voulons
parler, par exemple, de la constatation d'éléments
néoplasiques dans le liquide céphalo-rachidien (constatation très délicate) ; nous faisons allusion aussi à
la constatation d'une tumeur reconnaissable dans
d'autres parties de l'organisme. Encore est-il avéré
que l'on peut observer, sans néoplasme encéphaliques, des signes de réaction cérébrale au cours de
tumeurs viscérales. Nous avons signalé ces faits à
propos de la pathogénie (cas d'Oppenheim) Chap. IV.

Ajoutons que la ponction lombaire peut parfois
donner un appoint considérable par exemple par la
constatation de la dissociation albumino-cytologique.

Mais après ce que nous savons de la susceptibilité méningée aux réactions inflammatoires latentes ; après ce que nous connaissons de la possibilité de ces réations méningées au cours d'un vrai néoplasme encéphalique et, d'autre part, s'il est vrai que certaines causes banales peuvent influencer le taux lymphocytaire d'un liquide céphalo-rachidien, telles que la position du sujet avant la ponction, le lieu de la ponction, etc. (1), il faut reconnaître que dans la très grande majorité des cas on ne pourra tabler seulement sur les caractères histologiques du liquide cérébro-spinal pour le diagnostic ferme de tumeur.

Comme on le voit, le diagnostic reste extrêmement délicat et sera quelquefois presque impossible. Mais nous estimons que même lorsque le diagnostic précis ne peut être fait, il faut éviter le terme de pseudo-tumeur. Il nous paraît fallacieux. Il nous semble plus clinique d'étiqueter ces cas incertains sous un diagnostic uniquement symptomatique, par exemple en désignant tel cas sous le nom de « symptômes simulant une tumeur cérébrale, avec épilepsie jacksonienne, etc. »

Avant de terminer ces considérations de diagnostic, nous aurions voulu dire un mot de la valeur de quelques symptômes, par exemple des modifications papillaires et des signes de localisation.

Valeur des modifications papillaires. — Les modifications papillaires sont souvent considérées comme très importantes pour le diagnostic de tumeur céré-

---

(1) Sicard et Marcel Bloch. Soc. Méd. des hôpitaux, 1911),

brale. En pratique, lorsqu'un ensemble clinique fait penser à un néoplasme encéphalique, la constatation d'un œdème papillaire est considérée généralement comme suffisante pour trancher définitivement le diagnostic.

Et cependant on ne peut plus accepter aujourd'hui l'opinion exprimée par Brault et Lœper en 1900 (1), que « l'œdème papillaire est pathognomonique de tumeur cérébrale ». La meilleure preuve en est qu'il existe dans la presque totalité des observations que nous rapportons.

Doit-on donc renoncer complètement à cet élément de diagnostic ?

Il semble *a priori* que l'on devrait pouvoir distinguer le véritable étranglement papillaire néoplasique des papillites, neurorétinite, névrite optique que peuvent accompagner diverses altérations inflammatoires de l'encéphale. En pratique, il semble que la chose soit à peu près impossible dans la plupart des cas. Nous ne pouvons mieux faire que de reproduire textuellement les lignes récentes consacrées à ce sujet par Bourdier (p. 95).

« Pendant longtemps, les cliniciens se sont efforcés d'établir les différences d'images ophtalmoscopiques permettant le diagnostic, l'œdème et la névrite optique et la stase papillaire de l'hypertension intracrânienne.

Cette œuvre est ardue et rendue d'autant plus difficile que certaines méningites créent l'hydrocépha-

---

(1) Brault et Lœper, *Arch. de Med.*

lie : « Nombreuses sont les formes de transition entre ce que nous appelons la papillite simple, la pa-
pillo-rétinite et la stase papillaire. Il n'est même pas
rare de voir, dans un même cas, l'aspect du fond
d'œil passer successivement par ces trois types d'altérations ophtalmoscopiques » (Dufour et Gonin).

Il faut, croyons-nous, établir une distinction ferme
entre les états chroniques et aigus : l'aspect du fond
d'œil n'est pas le même dans les deux cas. Dans les
méningites aiguës qui provoquent la névrite optique,
la saillie de la papille s'observe, mais à un faible degré : elle est en outre fortement congestionnée, d'aspect rouge sombre, les veines sont tortueuses, mais
sans dilatation ampullaire. Le coude fait par les vaisseaux sur les bords de la papille est peu prononcé :
on peut les suivre sur tout leur parcours. Un halo
flou grisâtre entoure la papille. C'est un œdème
papillaire combiné à la neurorétinite.

Il est certain que cet aspect est bien différent
de celui qu'offre le gros champignon blanc crémeux
qui occupe parfois tout le champ papillaire, dont les
trajets vasculaires paraissent interrompus ou simulant, en d'autres endroits, des lacs sanguins. « L'œ-
dème peut quelquefois être localisé à une portion de
la papille ; dans ce cas, c'est le côté nasal qui, le plus
souvent, est atteint ; le tissu est œdématié ; il fait
saillie au devant de la rétine, tandis que les autres
portions de la papille restent normales. Mais généralement l'œdème s'étend à toute la papille et enva-
hit même les parties avoisinantes de la rétine qui
paraissent gonflées et troubles.

Il faut distinguer cet œdème papillaire des tumeurs cérébrales et de la méningite tuberculeuse, de la stase papillaire ; dans celle-ci, la papille est tout à fait désorganisée et le mot d'œdème, qui est très juste pour la névrite de la méningite séreuse aiguë, n'est plus suffisant pour rendre l'aspect de la papille dans ces cas » (Galezowski Th., Paris 1904).

Dans les méningites chroniques, au contraire, le diagnostic devient tout à fait incertain : on sait que, pour la plupart des auteurs, la papille de stase, dans ces cas reconnaît pour cause une méningite compliquée d'hydropisie ventriculaire. Que l'hypertension intracrânienne soit due à une tumeur cérébrale ou à un processus méningé, nous ne voyons pas très bien quelle différence peut s'établir dans l'image ophtalmoscopique, lorsque les phénomènes inflammatoires sont complètement éteints : il ne s'agit plus alors de lésions traduisant la méningite ; mais de complications fort éloignées et l'on comprend que le diagnostic ne puisse être rendu possible que par la coexistence d'autres symptômes. Toutefois, comme le fait remarquer Dupuy-Dutemps, la relation entre la stase papillaire et l'hypertension du liquide céphalo-rachidien n'est pas aussi étroite, dans les méningites exsudatives considérées en général, que dans les cas de tumeurs cérébrales; l'œdème peut manquer alors que la tension est très élevée. D'après Parinaud, il ferait défaut dans la moitié des cas de méningite.

Même dans les évolutions chroniques, il est cependant parfois possible de faire le diagnostic, lorsqu'on a pu assister à la formation de la lésion. Knapp a bien signalé dans la stase papillaire par tumeur une courte période transitoire d'hypérémie et d'œdème, Gowers, de congestion avec œdème; mais les mêmes auteurs ajoutent que la papille passe vivement de l'état normal à l'état de désorganisation de la stase.

De plus, l'œdème apparaît dès les premières heures; dans la méningite, au contraire, existe une phase relativement longue d'hypérémie simple. Pendant l'évolution, plusieurs auteurs ont signalé la disparition brusque de l'œdème et de la saillie papillaires. Courtellemont et Galezowoki ont publié l'observation d'une papille de stase, survenue au cours d'une méningite cérébro-spinale et complètement guérie par une seule ponction lombaire. Dupuy-Dutemps a observé un malade chez lequel une stase avait persisté pendant plus de 3 mois, comme seul symptôme d'une méningite traumatique latente : elle disparut complètement au moment où la méningite, avec hypertension manifeste, revêtit une forme aiguë. Cette régression, en apparence paradoxale, est due à une formation pathologique que nous avons étudiée longuement, l'oblitération par symphyse des espaces vaginaux.

Mais en dehors de ces symptômes, le diagnostic immédiat est très difficile, parfois même impossible.

Ce qui complique encore la situation, c'est que si les tumeurs cérébrales « à la période floride où les lésions sont le plus accusées ne provoquent ni névrite vraie, ni périnévrite » (Dupuy-Dutemps), elles s'accompagnent assez souvent à la longue, ainsi que nous l'avons indiqué dans notre étude anatomique, de réaction méningée » (Bourdier).

En admettant même que l'on puisse quelquefois distinguer cliniquement l'œdème qui existe dans la névrite optique, de la stase papillaire, la question ne serait pas tranchée au point de vue du diagnostic positif de tumeur, parce que la stase papillaire est en réalité un signe non de néoplasme, mais d'hypertension intracrânienne et que cette hypertension existe dans les états que nous étudions. C'est justement l'hypertension qui produit les symptômes simulant les tumeurs.

Nous ne voulons pas paraître trop sceptique au sujet des signes papillaires, mais nous sommes obligé de faire remarquer encore que, non seulement névrite optique œdémateuse et stase papillaires peuvent être prises l'une pour l'autre, mais que les rétinites elles-mêmes, particulièrement la rétinite albuminurique peuvent quelquefois être confondues avec les états précédents et en particulier avec les *neuro-rétinites*, dans lesquels les troubles de la papille irradient sur le champ rétinien qui l'entoure.

Certes, la rétinite albuminurique a un aspect bien caractéristique et beaucoup d'ophtalmologistes (Galezowski) estiment qu'on ne rencontre jamais d'altérations choroïdorétiniennes, ni d'hémorragies dans la névrite méningitique par exemple. Mais cette opinion paraît aujourd'hui trop absolue et nous citerons encore à ce propos quelques phrases de Bourdier (p. 94) : « Nous croyons que l'opinion de Galezowski est trop absolue. Des observations publiées existent, relatant l'existence de lésions vasculaires rétiniennes dans les méningites : Pflüger a signalé la production brusque d'une thrombose de toutes les artères rétiniennes chez une fillette de 12 ans, atteinte de méningite aiguë. Les artères étaient réduites à de minces cordons blancs, et le long des parois de tous les vaisseaux, il y avait des hémorragies ; les veines étaient dilatées. La cécité survint en une nuit. Morax écrit qu'il n'est pas rare « de voir de petites hémorragies se développer à la limite ou dans l'étendue même de la papille, lorsqu'il s'agit d'une inflammation du nerf optique ou d'une névrite œdémateuse causée par le développement d'une tumeur cérébrale. »

D'ailleurs, dans l'observation inédite que nous rapportons (notre obs. XXXII), les modifications papillaires qui peuvent ici être comprises soit comme névrite optique, soit comme rétinite albuminurique, et qui présentaient des petites hémorragies, avaient contribué après plusieurs examens faits par des spécialistes, à faire admettre le diagnostic de tumeur cérébrale.

Nous sommes donc obligé de conclure que si les modifications papillaires conservent une importance considérable pour affirmer un processus organique intracrânien, la différenciation de leurs divers aspects est encore insuffisamment précisée pour qu'on puisse en faire, en pratique, un élément de diagnostic différentiel entre les tumeurs et les états qui nous occupent.

Mais nous verrons bientôt que l'œdème papillaire

a aussi, quelque soit le diagnostic, une assez grande importance pour les indications opératoires.

Valeur des signes de localisation. — Il ressort d'emblée de l'étude des signes de localisation, que ceux-ci peuvent se trouver aussi bien dans les altérations inflammatoires diffuses que dans les tumeurs parce nous savons depuis ces dernières années *que les signes de localisation ne sont pas nécessairement dus à une lésion localisée prédominante.* Nous voulons dire que s'ils sont toujours produits par un trouble localisé, ce trouble peut être de nature uniquement dynamique et produit sous l'influence d'une perturbation générale.

Ainsi on connaît, comme nous l'avons fait remarquer plus haut, les troubles limités observés dans les méningites séreuses, dans les hydrocéphalies (Oppenheim), etc.

On doit cependant distinguer entre les différents signes de localisation, et connaître autant que possible leur détermination. Si, d'une manière générale, leur existence ne peut servir à différencier les tumeurs des états dits pseudo-tumeurs, leur étude analytique, comparée avec celle des autres symptômes, dans chaque cas particulier, peut contribuer à aboutir à une conclusion.

Il nous est impossible de proposer ici des règles, puisque comme nous venons de le dire, elles dépendront de la comparaison d'un ensemble de symptômes qui sont variables suivant les cas. On appréciera donc chaque signe de localisation en lui-même, on cherchera à établir son mode de production, en tenant compte des études faites à ce sujet par Oppenheim, Babinski, Claude et Baudouin, Cl. Vincent.

Nous avons rappelé dans notre étude pathogénique l'existence quoiqu'exceptionnelle de signes de localisation corticale dans l'hydrocéphalie interne, et plus particulièrement dans l'hydrocéphalie unilatérale (cas de Spiller).

G. Delamare, dans l'étude symptomatologique du syndrome ventriculaire inflammatoire, cite le cas de Mayo-Robson comme ayant présenté de l'hémiplégie. On connaît l'hémiplégie sans substratum anatomique de Jacobsohn, l'hémiépilepsie dite essentielle. En France l'on connaît, d'autre part, depuis les cas du Babinski, de Claude, Clovis Vincent et Lévy Valensi, l'hémiplégie homolatérale dans les tumeurs cérébrale. Nous attirons en outre l'attention sur un signe qui pourrait être à analyser : nous voulons parler de l'ataxie conditionnée par certaines tumeurs frontales. Duret déclare : « il semble que l'ataxie frontale doive être considérée comme un signe de localisation » (p. 205). Mais cette ataxie doit être bien difficile à apprécier, et Bruns, qui parait l'avoir le premier signalée, dit qu'elle est très difficile à distinguer de l'ataxie cérébelleuse (1).

____

(1) Qu'il nous soit permis d'insister ici, avec Cl. Vincent, sur les caractères et la signification de cette ataxie frontale : Comme l'ataxie cérébelleuse, *l'ataxie frontale* ne s'accompagne pas de troubles de la motilité volontaire, de troubles des réflexes, ni d'altération des sens musculaires. Mais elle en diffère par les symptômes suivants, qui caractérisent l'ataxie cérébelleuse et qui manquent totalement dans l'ataxie frontale. Dans celle-ci, il n'y a

D'ailleurs, à côté de la soi-disant ataxie frontale, nous avons à parler aussi des signes d'altération des nerfs de la base, Oppenheim dans son livre classi-

---

en effet, ni adiadococinésie, ni asynergie des membres, ni parole scandée, ni mouvements démesurés. La signification de l'ataxie frontale? Rappelons que Bruns « n'admet guère une ataxie vraie, mais une parésie des muscles du tronc, et quelquefois de la tête et du cou, qui trouble la démarche et empêche de garder l'équilibre » (Duret). Pour Vincent, l'ataxie dite frontale a les caractères de l'ataxie labyrinthique. Ces caractères sont :

1° L'absence de phénomènes cérébelleux ;

2° La sensation d'instabilité qu'a le malade dans son lit; même couché, il se sent entraîné d'un côté ;

3° Les troubles du vertige voltaïque (Babinski a signalé la résistance au vertige voltaïque dans les tumeurs du cerveau; il convient, pour Vincent, d'ajouter à cette résistance l'asymétrie du vertige voltaïque : le malade inclinant la tête toujours du même côté quel que soit le pôle);

4° La perte de la notion du sens de la rotation, absence du nystagmus, sur le tabouret tournant.

Aussi Cl. Vincent s'appuyant sur les résultats expérimentaux de destruction du lobe frontal (Ferrier, Simon et Horsley), sur les faits cliniques de lésions en foyer ou de traumatisme au niveau de ce lobe, et sur ce fait qu'on peut rencontrer cette soi-disant ataxie frontale aussi bien dans les tumeurs d'autres parties de l'encéphale que même dans les hydrocéphalies acquises sans néoplasme, admet que ces troubles sont liés à la présence d'une tumeur. La néoplasie paraît agir sur le nerf acoustique et le labyrinthe comme elle agit sur le nerf optique et la papille.

Cette façon de voir de Vincent est très juste, pour nous, et la notion des troubles auriculaires d'une façon générale, dans le cours des tumeurs encéphaliques (Gradenigo *Congrès otologique de Bruxelles*, 1883, p. 219 (Souques) ou même de l'hydrocéphalie (Collet 1897) est depuis longtemps chose bien connue. D'ailleurs les travaux de Babinski sur le traitement du Vertige de Ménière par la ponction lombaire, ne sont-ils pas une confirmation dans ce sens.

Il est, encore une fois, à regretter que les observations que nous eûmes à analyser n'aient pas donné des précisions sur le caractère des vertiges et des troubles auditifs. Aujourd'hui, que les travaux sur l'hypertension intracranio-rachidiennes, cherchent à déterminer de plus en plus les altérations radicu-

que (1908, t. II) a dit : « Dans l'hydrocéphalie acquise on rencontre des paralysies des nerfs crâniens (nerfs moteurs oculaires, olfactif, facial, trijumeau) et aussi l'exophtalmie, l'accélération ou le ralentissement du pouls ». D'autre part, dans de nombreuses observations on a montré qu'une tumeur cérébrale à siège éloigné d'un nerf pouvait par hypertension, provoquer une paralysie de ce nerf (Souques, Vincent). Mais nos observations de soi-disant pseudo-tumeur ne sont-elles pas de nature à nous convaincre de la valeur toute relative qu'il faut, le plus souvent, attacher à ces signes dits de localisation ?

Faut-il maintenant s'arrêter à des conclusions pessimistes ? Nous ne le pensons pas. Connaissons mieux ces faits. Poussons aussi loin que possible nos investigations et, comme nous le disions plus haut, cherchons à donner à chaque symptôme sa valeur propre, puis groupons-les ensuite pour nous arrêter à une conclusion, en rapport avec le développement progressif de nos connaissances. Babinski (voir Babinski et Clunet, Soc. de Neurol. 2 juillet 1908, et Rev. Neurol. 1908, p. 707) avait établi « que quand

---

laires et nerveuses par suite de la compression (Nageotte, Sicard et Cestan, Philippe et Lejonne, etc.) (voir Raymond Pathol. Nerv., p. 377), nous pouvons par les acquisitions réalisées concevoir, à priori, que l'hypertension est capable pour la 8e paire de conduire du syndrome d'excitation labyrinthique (Vertige de Ménière) jusqu'au syndrome de déficit (le syndrome vestibulaire de Raymond) (voir pour ce syndrome, Raymond, p. 407). Pourquoi n'en serait-il pas au niveau de la 8e paire comme au niveau de la 2e ? (Voyez notre observ. LV où une surdité de caractère central a disparu après la ponction lombaire).

une hémiplégie organique, déjà de quelque durée, reste flasque, ne s'accompagne pas d'une exagération manifeste des réflexes tendineux, il y a lieu de penser qu'elle est due à une compression des centres nerveux, à condition qu'elle ne soit pas associée à une lésion des cornes antérieures, des racines ou des nerfs ».

Ajoutons, pour les cas qui nous concernent plus particulièrement que dans plusieurs observations il s'est agi surtout de parésies, Vincent dans la discussions de ses observations s'était demandé : « Peut-on, au lit du malade, faire une différence entre les paralysies des nerfs crâniens liées à la présence d'une tumeur sur leur trajet et les paralysies des mêmes nerfs sans tumeurs ? » et il avait ainsi conclu: « Je ne connais pour ma part aucun caractère distinctif absolu. Cependant, on peut invoquer en faveur d'une paralysie qui n'est pas liée à l'altération du neurone par une tumeur quelques caractères secondaires que voici : elles sont fugaces, ne se présentant pas avec une intensité aussi grande durant toute l'évolution de la maladie. Babinski enseigne qu'elles ne s'accompagnent pas de troubles des réactions électriques (voyez à ce propos nos obs. XL, XLI, XX) : enfin souvent en même temps qu'elles, on observe des douleurs dans les membres, de l'hyperesthésie cutanée et musculaire ». (Voyez notre observation XVIII ou les points de Valleix des nerfs crâniens étaient sensibles à la pression. Voyez aussi nos obs. XIV, XXXIV, LV, où il y avait atteinte plus ou moins accusée du trijumeau supérieur).

Ainsi, nous voyons que les signes de localisation considérés en eux-mêmes, ne sont pas toujours de haute valeur diagnostique, mais ici, comme pour les troubles papillaires, nous devons faire remarquer qu'ils ont une valeur relative pour les indications opératoires.

III. — Thérapeutique.

Nous ne pouvons dire ici que quelques mots, concernant surtout la nécessité d'un traitement spécifique et les conditions d'une intervention chirurgicale éventuelle.

1° Le *traitement spécifique* dont nous avons déjà parlé, nous paraît s'imposer, dans tous les cas, comme première conduite à tenir, quelle que soit la précision du diagnostic, quelles que soient les anamnésiques, lorsqu'on est en présence d'un syndrome simulant les tumeurs cérébrales. Une seule exception doit être faite (encore n'y aurait-il pas grand inconvénient à appliquer le traitement), c'est dans le cas où, pour des raisons très spéciales, on serait absolument certain qu'il s'agirait de néoplasme vrai. Par exemple, chez un cancéreux avéré, cachectique présentant des signes de tumeurs encéphaliques, ceux-ci fussent-ils sujet à caution (comme nous l'avons fait remarquer antérieurement).

Il nous paraît inutile de justifier plus amplement la nécessité de ce traitement. Il suffirait de se rappeler le cas déjà cité de Gallavardin et Rebattu, de parcourir de nombreuses observations parmi les nôtres. Nous ajouterons simplement, à titre d'indi-

cation, que Horsley admet un délai de six semaines
pour interpréter le résultat de ce traitement médical
(cité par Gallavardin et Rebattu).

Ajoutons à propos de cette question, que les
arsenicaux ont pu être donné à titre de traitement
médical et ont pu être interprétés dans certains cas,
comme ayant amené la guérison (Bötticher). Ce que
nous savons des analogies d'action de l'arsenic et du
mercure pourra permettre d'étudier plus amplement
cet agent thérapeutique.

2° Quant aux *indications opératoires*, elles se po-
sent fréquemment dans les cas qui nous occupent.
On pourra voir, si l'on veut consulter les documents
que nous rapportons, quelle a été l'évolution dans
les nombreux cas qui ont été opérés.

Nous en avons déjà dit un mot précédemment.
Nous rappellerons que l'intervention paraît surtout
défavorable dans les cas concernant des ramollissements et, bien entendu, dans les cas opérés *in extre-
mis ;* qu'elle paraît plus intéressante en premier lieu
pour les méningites séreuses localisées à la corticalité, et en deuxième lieu lorsque l'affection détermine surtout de l'hypertension sans autres lésions
importantes, comme c'est le cas dans certaines hydrocéphalies inflammatoires (épendymite).

On peut rapprocher de ces cas dans lesquels l'hypertension est à peu près toute la maladie, ceux où
elle est produite par un petit tubercule : lequel peut
guérir à la faveur de la décompression (voyez cas
de Velter et Chauvet).

En pratique, les indications opératoires ne peuvent généralement pas être posées sous la forme que nous venons d'indiquer presque le plus souvent (nous y avons insisté précédemment) un diagnostic précis ne peut être posé, et que même fréquemment on ne peut savoir si l'on a affaire à une tumeur.

On doit donc poser des indications opératoires en tenant compte de l'analyse clinique de chaque cas, et même lorsqu'un diagnostic précis est en défaut malgré tous les efforts que l'on a pu faire.

Il faut tenir compte, à cet égard, de l'importance des signes de compression. Il nous semble que l'on peut conclure que, quelque doive être le diagnotics, il y a utilité à intervenir, en règle générale, lorsque l'œdème papillaire est intense, et qu'il se produit rapidement, ainsi que d'autres signes graves.

CHAPITRE VI.

Documents.

Premier groupe. — Observations avec autopsie.

I. — *Cas dans lesquels on n'a trouvé aucune lésion
pouvant expliquer le syndrome* (13 observations).

OBSERVATION I (Nonne, 1904, obs. X). — Cette observation a été rapportée précédemment à la page 64.

OBSERVATION II (Nonne, 1904, obs. XI). — Durée de
l'observation : 3 mois.

Mme Louise M..., 55 ans, entrée le 1-5-1903, morte le 7-8-1903.

La malade entre, parce qu'elle souffre depuis quelques
semaines de vagues maux de tête, de vomissements survenant
de temps à autre.

Rien à noter des antécédents héréditaires.

Trois accouchements normaux, les enfants vivants et bien
portants. Le mari est mort depuis quelques années du typhus,
il était toujours bien portant. Pas de syphilis à l'anamnèse ni

à l'examen. Jamais elle n'était malade et s'occupait très bien de son ménage. Elle n'a jamais eu de traumatisme quelconque. Elle n'a pas eu de traumatisme psychique aigu ou chronique. Bien nourrie, pas anémique, organes en bon état ; ni sucre ni albumine dans l'urine.

Elle donne l'impression d'être *asthénique*, penser et parler constituent pour elle un travail fatigant.

Les *pupilles* des deux côtés moyennement dilatées, égales, réagissent à la lumière d'une façon paresseuse et limitée, et lentement à la convergence sans limitation anormale.

A l'ophtalmoscope : des deux côtés, *œdème* au début (service d'ophtalmologie). *Pouls* régulier, un peu *lent* (64-70), un peu tendu, égal. Le serrement de la main est un peu plus faible à gauche. En dehors de cela, la force musculaire des extrémités supérieures est égale. Les *réflexes* périostiques et tendineux dans le bras et l'avant-bras à *gauche plus vifs* qu'à droite. La sensibilité pour tous les modes intacte.

Aux extrémités inférieures, à noter que les *réflexes* achilléens et patellaires à *gauche plus vifs*.

La *démarche*, pas sûre, ébrieuse, est aussi un peu chancelante. Oreilles et nez sont libres, pas de fièvre. Pas de stigmates syphilitiques.

Dans le cours des jours suivants. les *troubles psychiques* s'aggravent. Un état de dépression de plus en plus accusé s'affirme. L'articulation de la parole est troublée.

Une semaine plus tard, l'*œdème* de la papille devient progressivement intense. La *démarche* est devenue moins sûre encore et plus chancelante. Vomissements par intervalles. La malade se plaint moins de ses céphalées, à cause de son état de dépression plus grand. La *calotte* à la percussion est *sensible diffusément*. On prescrit une cure de frictions.

Dans le courant des 14 jours suivants, son état *psychique* va en s'aggravant progressivement. Elle prononce seulement encore des phrases sans continuité et dites à l'envers de ce qu'elle pense. Dans le fond d'œil, à côté d'un *œdème* léger (exquisiter), on constate des hémorragies; clonus patellaire et achilléen des deux côtés, à gauche plus fort qu'à droite.

Dans le courant des quatre semaines suivantes, l'état en général est sans changement, seulement l'*œdème* a commencé à réapparaître et, à gauche, cet œdème évolue vers l'atrophie. Au point de vue psychique, la malade présente le tableau d'une démence progressive. Elle ne supporte plus de se trouver dans le pavillon. La mémoire et l'orientation se troublent à un haut degré.

Trois mois après son entrée, apparaissent un matin de légères attaques épileptiques avec perte de connaissance et morsure de la langue qui se répètent 6 fois en 8 heures. De temps en temps, céphalées et, à la percussion, la calotte est à nouveau diffusément sensible. En dehors de cela, elle est apparemment euphorique, démente. L'état objectif était en cela changé qu'on peut observer une légère parésie faciale du côté droit. Le lendemain, éclate un état de mal épileptique très grave; pendant 24 heures, il n'y eut pas moins de 125 attaques. Les convulsions commencent par des secousses dans la moitié droite de la face et de petites secousses (nystagmuformes) se produisent dans les deux yeux, vers le côté gauche. Ensuite, convulsions toniques courtes se produisent sur le côté droit qui se font lentement et qui cèdent la place à des convulsions cloniques dans le membre supérieur gauche. En même temps, perte de connaissance, les pupilles dilatées ne réagissent pas à la lumière.

Tandis que les réflexes tendineux des membres inférieurs sont à peu près absents pendant les attaques, le Babinski et l'Oppenheim sont des deux côtés positifs. Comme dans les jours suivants, les attaques sont revenues avec la même intensité, on a dû endormir la malade au chloroforme pour faire, et on y a réussi, cesser les crises convulsives.

Aussitôt après, on constata des traces d'albumine dans l'urine, sans éléments rénaux au microscope.

Pendant les jours suivants, la malade reste encore déprimée. Les bulbes oculaires sont déviées à gauche, les réactions pupillaires encore éteintes, l'urine de nouveau sans albumine.

Il fallut deux jours pour que le sensorium s'éclaircisse progressivement. La malade réagit de nouveau à la douleur et présente à nouveau la sensibilité élevée à la percussion de la calotte. Une hémianopsie droite survint. Pendant deux autres jours encore, la malade demeure sans attaques, elle répond aux questions, peut déglutire et semble être un peu améliorée. La percussion de la calotte reste quand même sensible. Les mouvements oculaires libres. Le facial est encore un peu parétique, de même les membres droits. Babinski et Oppenheim encore positifs des deux côtés. Réflexes tendineux des deux côtés faibles. Pouls accéléré, régulier, égal.

Ponction lombaire, pression 160 millim. (eau), pas d'hypertension notable : à la centrifugation, rares leucocytes dans le dépôt. Le liquide contient 0,5 °/₀ d'albumine ; ensemencé sur agar agar et gélatine glycérine, demeure stérile.

Les jours suivants, la malade devient de nouveau d'un seul coup totalement déprimée, le pouls se fait irrégulier et très petit, et sur une respiration accélérée et superficielle et une faiblesse cardiaque, la mort survient sans que les convulsions aient fait leur réapparition et sans que le tableau change autrement.

A l'autopsie, on ne trouve au cœur, à part une myocardite légère, rien d'anormal.

Les poumons et les organes du cou, de même la rate, le foie et les deux reins, sont normaux.

Les reins, à l'examen microscopique, coloration éosine hématoxyline, rien d'anormal.

Capsules surrénales, estomac, intestins, normaux. Aucune trace de lésion syphilitique.

Cerveau : La dure et la pie-mère, nulle part soudées, nulle part épaissies et sans reliquat, récents ou anciens, d'hémorragie. Les vaisseaux de la base avec parois minces et souples.

L'écorce un peu hyperémique ; sur les coupes, la coupe des vaisseaux sanguins était très nette et laissait suinter de petites gouttelettes sanguines ; la même chose a lieu pour l'écorce et la substance médullaire.

Les ventricules normaux, le liquide céphalorachidien n'est pas augmenté, l'infondibulum ne bombe pas. L'épendyum du ventricule, lisse et pas troublé. Sur les nerfs crâniens particulièrement optiques, macroscopiquement (et aussi après microscopiquement par D' Frankel), pas d'anomalie. Dans le fond d'œil, on trouve encore une papille œdémateuse, avec reliquat d'hémorragies anciennes ou récentes.

Examen microscopique d'un morceau de la circonvolution centrale antérieure gauche et du cunéus gauche, de la 2ᵉ, 3ᵉ frontales gauches, de même d'un morceau de la capsule interne gauche. Coloration au Weigert, hématoxyline, eoséine et van Gieson.

A noter seulement que les vaisseaux très nombreux, gorgés de sang, les gaines péri-vasculaires sont par endroit comme dilatées. Pas d'altération dégénérative ou inflammatoire ancienne ou récente dans la paroi vasculaire. Les capillaires normaux. Dans un morceau de la 3ᵉ frontale et de la centrale antérieure, on a coloré au bleu de méthylène d'Unna pour rechercher des bactéries et l'examen était négatif (Dʳ Otten). De même, l'examen était négatif pour une culture de la 3ᵉ frontale et de la circonvolution centrale antérieure.

OBSERVATION III (Hoppe, obs. I). — Cause de la mort : tuberculose pulmonaire. Durée de l'observation : 10 ans.

1ᵉʳ novembre 1895. Alice W..., 23 ans, bonne. Parents bien portants, le père est très nerveux. Elle a des frères et des sœurs. Une des sœurs a une neurasthénie avérée avec obsessions.

Pas de syphilis dans l'anamnèse, ni rien d'évident qui puisse lui être rapporté à l'examen. La patiente s'est toujours bien portée, sauf une grippe il y a deux ans. Elle a eu des céphalées pendant quatre ans avec des nausées occasionnelles. Ces céphalées survenaient spécialement la nuit.

Il y a deux ans, les céphalées étaient devenues très fortes et la malade avait eu alors un engorgement ganglionnaire très douloureux au cou. En même temps, la douleur qui était constante et localisée dans la région occipitale, était accompagnée d'une douleur dans et au-devant des globes oculaires.

Les céphalées sont sujettes à des exacerbations aiguës pendant lesquelles la malade se promène, tire ses cheveux, pousse des cris et « semble perdre la tête ». Pendant ce temps, le caractère de la malade changea ; elle devint ennuyeuse, querelleuse, inabordable, sujette à des accès de colère. Il y avait un peu de faiblesse aux deux jambes et de la titubation. La vue était diminuée. Les violents maux de tête et autres symptômes durèrent deux ou trois mois. Il y eut ensuite une période de calme suivie d'un autre accès de céphalées, etc. Il y a sept mois, elle commença à perdre la vue de l'œil gauche. Elle ne pouvait distinguer les objets. Les jambes étaient sou-

vent engourdies et froides. Durant tout l'été, celles-ci furent
faibles. La titubation survint à cette époque et demeura depuis,
accusée le matin au lever et quand la malade se fatigue.

Examen. — La malade, de poids moyen, bien bâtie, pesant
120 livres, a l'intelligence et la mémoire bonnes. Violentes
céphalées. Vertiges quand elle se penche en avant. Etranglement papillaire typique. Pupilles égales et réagissant à la
lumière, étranglement papillaire marqué. Pas de trouble de la
musculature externe des yeux. La vue de l'œil gauche presque
abolie, il y a seulement perception de la lumière. Légère faiblesse du facial droit. Elle a la titubation (staggering gait)
typique (cérébelleuse). Sens et force musculaires normaux.
Réflexe patellaire gauche absent, le droit est conservé. —
Diagnostic : Tumeur cérébelleuse (?). La malade fut traitée
avec K I et plus tard avec protoïodure de Hg. Ces symptômes
disparurent graduellement au bout de six mois. Elle eut des
céphalées durant encore une semaine. L'étranglement papillaire (Choked disks) a disparu, elle pouvait lire les gros caractères avec l'œil gauche ; scotome de bonnes dimensions dans
la partie supéro-externe du champ. Faiblesse générale des bras
et des jambes, mais elle pouvait marcher bien, non en titubant.

Le réflexe patellaire gauche absent, le droit normal. Quelques
mois plus tard, elle eut un léger nystagmus horizontal, le
réflexe du genou réapparaissant du côté gauche. Elle se plaint
de bourdonnements dans la tête. Après une maladie au total
de trois années et quatorze mois après le commencement du
traitement, la malade retourna à ses occupations entièrement rétablie, sauf quelques défectuosités de la vision de l'œil
gauche. La malade se porta très bien pendant six ans.

Le 9 juillet 1902, act. 30. — Elle avait travaillé pendant sept
ans. La malade revient en disant qu'elle a eu quelques céphalées occasionnelles, des insomnies, des vertiges, mais pas de
vomissements et que ces symptômes durèrent peu et disparurent. Dernièrement les céphalées revinrent plus violentes,
furent frontales, latérales et occipitales, avec vomissements
occasionnels. Elle titube et dit qu'elle ne peut plus voir du
tout de l'œil gauche et que seulement très peu de l'œil droit.
Faiblesse générale, mais elle a pu venir dans le service.

Examen. — Quelque hébétude mentale ; inclinaison particu-

lière de la tête vers le côté droit, probablement due à la défec-
tuosité de la vision. Etranglement papillaire marqué bilatéral.
Par ailleurs l'examen est négatif. La malade fut soumise à
nouveau à l'I K. En six ou huit semaines tous les signes et
symptômes ci-dessus disparurent à nouveau. — Une année plus
tard, une tuberculose pulmonaire ordinaire se développa chez
la malade. Je la vis une fois pendant les trois années précédant
sa mort. Elle était devenue mentalement déséquilibrée. Confusion mentale, elle devint violente par moment à cause de la
suspicion qu'elle avait que sa nourriture ne fût empoisonnée.
Cette période dura plusieurs mois et disparut graduellement.
L'examen soigneusement fait montra que l'on n'était pas en
présence des signes et symptômes indiquant quelque lésion
organique cérébrale.

Morte le 20 décembre 1905. — L'*autopsie* fut limitée à un
examen du cerveau. Le cerveau était parfaitement normal, avec
quantité normale du liquide cérébro-spinal. Dure et pie-mère
normales. Nulle part d'adhérences. Cortex soigneusement examiné au microscope fut normal dans toutes les circonvolutions.
Les ventricules n'étaient absolument pas distendus, les
ganglions de la base normaux. Le cervelet fut examiné très
soigneusement, ni cicatrices, ni atrophie, ni adhérences sur la
surface du cervelet; le quatrième ventricule, les pédoncules,
la protubérance et la moelle sont normaux. L'acqueduc de
Sylvius était perméable. Le foramen Magendi était aussi normal. Aucun signe de méningite, d'hydrocéphalie, de tumeur ou
d'abcès du cerveau n'a été trouvé.

OBSERVATION IV (Nonne 1907, obs. I, p. 347.) — Fran
Sch..., 42 ans, veuve, jamais sérieusement malade. Pas
d'antécédents. Elle a eu beaucoup d'ennuis avec son mari, éthy-
lique, qui d'ailleurs l'a quittée pour courir ailleurs, elle en était
jusqu'à vouloir se suicider. Elle entre dans mon service parce
que depuis quelques semaines elle souffre de céphalées atroces
et qu'elle ne peut se tenir, en équilibre, debout. Pas de traumatisme. Pas de données pour penser à la syphilis.

Etat. — Taille moyenne, embonpoint, psychisme intact.
Viscères normaux, ni sucre ni albumine. La tête est sensible
diffusément à la percussion. La parole sans anomalie.

Pupilles égales, avec réactions des deux côtés, promptes à la lumière et à la convergence. Double œdème papillaire net. Acuité visuelle diminuée, avec petits scotomes concentriques dans le champ visuel, pour le blanc et pour toutes les autres couleurs. Tous les nerfs crâniens libres. Pouls normal. Les extrémités bien musclées, pas de parésie, pas de spasme. Réflexes des deux côtés exagérés. Babinski, de temps à autre, constaté à droite. Réflexes abdominaux abolis des deux côtés. Pas de trouble de la sensibilité. La démarche lente, incertaine, « titubation cérébelleuse ». Romberg net. Asynergie quand la malade redresse son tronc. Ponction spinale : pression 410 $^m/^m$, liquide clair et limpide, pas de lymphocytose, pas de réaction des globulines. Evolution. Cure de frictions, pas d'amélioration. Dans l'urine, les derniers temps, traces d'albumine. Pas d'éléments rénaux. Le stase papillaire s'accroît. On ne peut faire un diagnostic topographique, c'est pourquoi on fait une trépanation avec ponction au niveau de la tempe droite, et deux trépanations au niveau des deux hémisphères cérébelleux. On aspire de la substance cérébrale qu'on trouve normale à l'examen microscopique.

Le tableau ne change pas les premiers temps. Il survient ensuite un trouble de l'idéation et un état de dépression. Et dans un coma progressif, exitus après trois semaines.

Durée de la maladie, dès les premières céphalées : trois mois. Diagnostic fait : *tumeur cérébelleuse*.

Autopsie : pas d'autres anomalies qu'une légère altération parenchymateuse des deux reins.

Cerveau. — Macroscopiquement pas d'anomalies ni du côté des méninges, ni de la configuration, ni dans la consistance des circonvolutions. Les vaisseaux de la base, souples.

Après durcissement dans le formol pendant six semaines, des coupes frontales faites ne décèlent rien d'anormal, spécialement pas d'hydrocéphalie ni des reliquats d'hydrocéphalie.

Les recherches microscopiques avec les méthodes : Hématoxylin-Eozine, Von Gieson, Nissl, Weigert-Pall, sur la première circonvolution frontale et sur la centrale antérieure, la première temporale et la première occipitale, sur l'écorce et la substance médullaire des deux hémisphères cérébelleux des deux côtés. On a constaté un état normal, particulièrement il faut insister qu'on n'a trouvé ni méningite, ni encéphalite.

OBSERVATION V (Cas III de Nonne, série 1907, p. 351).—
Elisabeth X..., 24 ans, fait son séjour à l'hôpital d'Eppendorf
du 17-10 1904 jusqu'au 17-1 1905.

Antécédents héréditaires, rien à signaler au point de vue
nerveux. En général, elle est toujours bien portante. Elle est
allée comme infirmière dans l'Afrique du Sud, où elle a dû
soigner des malades gravement atteints de typhus et de
malaria, aux lits desquels elle a dû passer des nuits blanches.
Elle a dû bien se surmener. Elle tombe malade dans le lazaret
à Windhuck, par fatigue générale, au milieu d'août 1904.
Fièvre irrégulière, amaigrissement, vomissements de temps à
autre et a montré des altérations psychiques. Le diagnostic
était hésitant entre typhus, méningite, psychose, tuberculose.
A bord du navire qui l'a ramenée en Allemagne, elle a vomi
pour la première fois le 23-10. Après elle a vomi plus souvent,
elle était agitée et avait de l'insomnie.

Des crises de convulsions alternant avec de l'obnibulation
des sens avec des troubles psychiques généralisés, délire et
avec des vomissements, constituaient les signes morbides lors
de son voyage. La malade était adressée comme malade mentale à son arrivée à Hambourg à l'hôpital d'Eppendorf. A la
réception, on a constaté un sujet très amaigri, décrépi, dans un
état de demi-conscience et qui, de temps à autre, pousse des
cris. Peau, muqueuse, anémiques et cachectiques ; tous les
mouvements, de même que la déglutition et la parole, très
lents et se font avec peine. Aux divers organes et au système
nerveux, pas d'anomalies organo-somatiques sûres ; ni sucre,
ni albumine dans l'urine. Au premier abord, on fait le diagnostic d'état de grand surmenage avec de l'agitation psychique.

Dans les jours suivants, la malade criait beaucoup et s'expri-
mait par des phrases stéréotypées. Elle a fait sous elle (urine
et matières).

Le quatrième jour après son entrée, grands vomissements.

Une semaine après, une attaque grave d'épilepsie avec
mydriase sans réactions pupillaires, déviation conjuguée des
yeux et de la tête à droite. Après cette attaque, de forts vomissements. Fond d'œil : au premier abord, on constate des
vaisseaux gorgés de sang. L'attaque se répète le lendemain en
commençant par les muscles de la face avec déviation conju-

guée de la tête et des yeux à droite. Comme reliquat, reste une faiblesse musculaire dans le bras gauche et une rigidité spastique légère dans le bras droit. Les jours suivants, l'attaque porte nettement le caractère Jacksonien : elle commence par la musculature de la face à droite, gagne le membre supérieur droit pour s'étendre au membre inférieur droit, pour se généraliser ensuite. Fond d'œil : des contours papillaires flous, les veines dilatées. La malade se plaint maintenant de céphalée occipitale (pour la première fois). Le réflexe patellaire droit existe sans netteté évidente, il manque à gauche. Psychiquement, toujours le même tableau de demi-conscience avec la stéréotypie à la parole et dans les réponses.

Maintenant des attaques épileptiques journalières s'installent toujours avec le caractère jacksonien. Fond d'œil : on constate à présent des hémorragies rétiniennes. Cependant la malade est un peu améliorée physiquement et s'intéresse de temps à autre à son entourage. Dans les jours suivants, les attaques convulsives se multiplient, le sensorium se trouble à nouveau davantage, et de temps à autre, s'installent des séries entières d'attaques hémiépileptiques.

La névrite optique passe à l'œdème papillaire évident avec des hémorragies en flacs irradiés.

De temps à autre, léger trouble dans l'urine à l'ébullition, sans éléments rénaux à l'examen microscopique. Ponction lombaire : Pression forte 570 ; liquide macroscopiquement et microscopiquement normal, pas de lymphocytose.

L'intensité des attaques diminue après, quelque peu ; par contre, s'installent, sans perte absolue de la connaissance, des crises d'agitation atteignant le corps entier, très violentes, avec tremblement, trépignement des pieds et à la suite desquelles la malade a des contusions ou des plaies. Depuis quelque temps, l'acuité visuelle est mauvaise, de plus la malade a des hallucinations acoustiques.

Ce tableau demeure sans changement essentiel pendant les deux semaines suivantes, sauf que l'œdème papillaire a quelque peu regressé pour laisser place en même temps à une atrophie légère. L'hypertension spinale est restée toujours élevée.

On fait maintenant le diagnostic de tumeur cérébrale dans le

lobe frontal gauche (pour l'hypertension, l'épilepsie Jacksonienne, troubles psychiques) et pour éviter la cécité complète,
on a décidé la trépanation. Pendant l'intervention, le cerveau
fait forte hernie et après l'incision de la dure-mère on a constaté qu'il était injecté. Il s'écoule du liquide abondant. En
explorant le lobe frontal et la base de ce côté, on n'a pas senti
de tumeur. De la plaie s'écoule en quantité moyenne le liquide
céphalo rachidien. L'état psychique n'a que très peu changé.
Après quelques jours, les convulsions réapparaissent qui, de
temps à autre, commencent du côté. Fond d'œil : on trouve
maintenant une atrophie optique totale et nette post papilli-
tique (Dr Pagenstecher). Ainsi, malgré l'intervention, la cécité
complète s'installe après trois semaines.

Dans le cours de ces trois semaines, les troubles de la conscience sont allés progressivement jusqu'au coma ; en même
temps l'asthénie progressive s'ajoute. On constate de loin en
loin des attaques convulsives et des vomissements. Enfin la
malade meurt par pneumonie.

Autopsie : on ne constate, en dehors de quelques petits foyers
pneumoniques, de l'atrophie brune du muscle cardiaque et de
la cachexie avancée, pas d'anomalies tangibles. Spécialement
pas de lésions rénales.

Cerveau en dehors de la dura défect et des infiltrations envi-
ronnantes, on ne constate rien d'anormal à signaler. Les circonvolutions se montrent normales, les vaisseaux intacts sans
sclérose ; les méninges, en dehors d'une hypérémie insignifiante, normales. Nulle part de traces d'exsudats. Les ventricules cérébraux ne sont pas pathologiquement distendus et ne
sont pas anormalement remplis de liquide. La région du
chiasma n'était pas bombée, de sorte qu'il n'y a pas d'hydrocéphalie interne.

L'examen microscopique n'a pu être fait pour des raisons
indépendantes de nous et d'autant regrettables.

OBSERVATION VI (Long, obs. I). — Une femme de
22 ans est prise, en pleine santé apparente, d'une céphalée
qui s'aggrave rapidement en se compliquant de vertige dans la
station debout et de vomissements ; dès le début, elle se plaint
aussi de troubles de la vision et d'une diplopie transitoire,

puis permanente. A son entrée à l'hôpital, treize jours après le début de la maladie, on constate un strabisme convergent par paralysie de l'oculo-moteur externe droit, une parésie du facial droit, un affaiblissement de la motilité du bras gauche, une diminution des réflexes tendineux et l'abolition du réflexe plantaire. Pas de troubles objectifs de la sensibilité, mais une céphalée tenace et des douleurs dans la nuque et le dos. Tous ces symptômes s'aggravent rapidement : le nerf de la VI⁰ paire est paralysé aussi à gauche ; le membre supérieur gauche arrive à l'impotence complète et le droit est parésié ; les membres inférieurs sont affaiblis à un moindre degré, et le signe de Babinski devient évident des deux côtés. L'examen ophtalmoscopique, pratiqué à deux reprises, montre une papillite progressive. Fait important : il n'y a pas d'albumine dans les urines et la température reste normale. Le pouls est irrégulier et fréquemment ralenti. Le traitement spécifique ne donne aucun résultat et la malade meurt après vingt-cinq jours de maladie, par paralysie respiratoire avec œdème pulmonaire et cyanose. La ponction lombaire n'a pas été faite.

Cette malade avais été présentée dans une leçon clinique comme un exemple d'hémiplégie alterne, due à une lésion méningitique ou néoplasique de la région bulbo-protubérantielle. Or, à l'autopsie, on ne trouva aucun néoplasme dans la région incriminée, mais seulement un léger épaississement des méninges de l'hypérémie et de l'œdème du cerveau et des ecchymoses viscérales explicables par l'asphyxie terminale. Pas de lésions rénales. L'examen histologique, en coupes microscopiques sériées de la protubérance du bulbe et de plusieurs segments médullaires (méthode de Weigert, Marchi et V. Gieson) n'a permis de relever aucune lésion centrale ou radiculaire indiquant une compression ou une nécrose, et pas davantage de processus inflammatoire. Il n'y avait d'anormal qu'un peu d'élargissement des espaces interstitiels, dans les méninges et dans les tissus nerveux, et parfois dans ces lacunes une substance amorphe, mal colorée par les réactifs employés. J'ai hâte de dire que c'est parce que nous cherchions avec attention ce qu'il pouvait y avoir d'anormal dans ce névraxe et ses enveloppes, que nous avons noté ces particularités qui paraissent bien peu importantes, en comparaison avec l'intensité des symptômes cliniques ; car bien qu'elles suscitent l'hypothèse d'un œdème résorbé après la mort, elles n'en donnent pas la preuve incontestable.

OBSERVATION VII (SICARD). — La malade était une jeune femme de 26 ans qui, au treizième mois d'une première grossesse fut atteinte d'un syndrome crânien compressif caractérisé par des nausées, de la céphalée, de la titubation, de la torpeur cérébrale, du nystagmus et une double stase papillaire notée par Galezowski. Sous l'influence de deux ponctions lombaires qui ont donné lieu à un liquide céphalo-rachidien normal, sans hypertension, l'amélioration fut si manifeste que la malade demanda son exeat. Mais elle revint deux mois après présentant les mêmes symptômes. De nouvelles ponctions lombaires n'amenant aucune détente, une intervention fut décidée. Une large crâniectomie postérieure fut pratiquée.

La malade très affaiblie, succomba le lendemain. A l'autopsie, l'exploration la plus attentive ne permit de constater aucune néoplasie. Un instant, on crut macroscopiquement à une altération pathologique des plexus choroïdiens ventriculaires ; mais les examens histologiques restèrent négatifs.

OBSERVATION VIII (WILLY, VORKASTNER, obs. I). — Un enfant de 10 ans tomba malade en septembre 1900, avec des attaques d'épilepsie jacksonienne à droite après avoir présenté pendant l'été précédent des vomissements fréquents. Ces attaques se renouvellent, débutant en général par le domaine du facial droit, atteignent les membres droits, et parfois se généralisent au côté gauche. Dès le début, en même temps que ces attaques convulsives qui d'abord étaient rares, puis plus fréquentes apparurent l'aphasie motrice et de l'hémiparésie droite d'intensité variable. Plus tard, des attaques hémialgiques, vomissements, agitation athétosique du bras droit, avec clonus du pied droit passager après ces attaques, le fond d'œil reste indemne ; fréquence des attaques, jusqu'à 130 pro die.

A la trépanation et à l'autopsie, résultat négatif.

OBSERVATION IX (Henneberg, 1905, obs. I) (1).— F...,
11 ans. Tuberculose dans les ascendants. A l'âge d'un an et
demi, trauma (chute d'une commode) suivi de perte de connaissance de peu de durée. Scrofule dans l'enfance. Début dans
l'été 1900 par des vomissements. Depuis septembre, crises d'é-
pilepsie jacksonienne (secousses dans le facial droit), hémiparésie droite et troubles du langage.

Le malade entre à la Clinique le 7 octobre 1900. Depuis,
nombreuses crises jacksoniennes. Début par le facial droit,
puis spasmes dans le bras et la jambe droite, envahissant parfois le côté gauche. Accès très variables de caractère, les uns
franchement jacksoniens, les autres généralisés rapidement,
mais sans perte de connaissance. Aphasie. Hémiparésie droite.
Fond d'œil normal.

Trépanation le 7 décembre, au niveau des centres, à gauche.
Méninges et cerveau d'aspect normal. Ponction exploratrice
sans résultats, excision d'un fragment de l'écorce d'aspect
normal. Peu après l'intervention, symptômes de méningite
purulente. Mort le 8 janvier.

Autopsie : Méningo-encéphalite suppurée de la convexité et
de la base. L'examen histologique (coupes pratiquées sur divers points de l'hémisphère gauche) révèle seulement des lésions de méningo-encéphalite suppurée. Pas de tubercules,
pas de méningite scléro-gommeuse. En somme, pas d'altération que l'on puisse avec certitude regarder comme antérieure
à l'opération.

OBSERVATION X (Henneberg, obs. II). — *(Résumé).* —
F..., 47 ans. Antécédents héréditaires nerveux. Ni syphilis,
ni alcoolisme. Début, en 1895, par un accès jacksonien (côté
gauche) ; l'année suivante et dans l'été 1897, accès semblable.

A dater d'octobre 1897, évolution progressive de l'affection,
accès d'épilepsie jacksonienne du côté gauche (début par la
face, envahissement du bras, puis de la jambe gauche, pas de
perte de connaissance), hémiplégie gauche, myosis, fond d'œil

---

(1) Les observations d'Henneberg ont une symptomatologie un
peu exclusive, dans le sens épilepsie jacksonienne. Nous renonçons
à en publier le texte complet, et rapportons seulement le résumé
qu'en a donné Rome, qui nous paraît les représenter suffisamment.

normal. Urine : un peu d'albumine au début de la maladie. Pas d'albumine dans la suite.

Trépanation, le 4 novembre : sur les centres, à droite, méninges d'aspect normal ; après incision de la dure-mère, pas de battements du cerveau. Ponction exploratrice sans résultats. Mort, le 11 décembre, de méningite suppurée.

Autopsie (limitée au crâne) : Méningite suppurée généralisée. Pas de tumeur ni de lésions en foyer. L'examen histologique révèle des lésions de méningo-encéphalite suppurée. Comme dans l'observation précédente, pas de lésions que l'on puisse regarder nettement comme antérieures à la trépanation.

OBSERVATION XI (Hochhaus, obs. I). — P. C..., 36 ans, voyageur. Entre le 4 juillet 1900. Meurt le 8 juillet 1905.

Anamnèse : Il y a quatre jours, le malade aussitôt arrivé d'un voyage, tombe malade dans son hôtel.

Très fatigué, apathique, il devait être, dès le début, déjà déprimé (benomen). Il répondait bien, mais ne parlait pas spontanément et ne demandait rien. Hier soir, un médecin appelé, prescrit le transport du malade à l'hôpital.

Le 4 juillet. — État : Homme de taille moyenne, de constitution délicate, embonpoint conservé. Peau de couleur normale ; pas d'œdème. Rien d'anormal aux poumons et au cœur. Pouls fort, régulier, 64 ; température normale. Abdomen en bateau, nulle part sensible à la pression. Foie, rate normaux. Écoulement purulent uréthral ; il perd ses urines. Traces d'albumine. Microscopiquement, des polynucléaires.

Le malade est alité, apathique, le regard fixe ; au commandement, il tire la langue, présente la main droite, mais ne parle pas. La déglutition défectueuse, souvent elle s'accompagne de toux.

Les pupilles égales, réagissent ; pas de paralysies oculaires ou du nerf facial. Dans les extrémités supérieures, contracture plus forte à gauche.

De la main droite, le malade fait souvent des mouvements de préhension, la gauche reste toujours immobile ; il écrit de la main droite son nom quand on le lui demande, l'écriture est un peu tremblante.

Pas de paralysie nette dans les membres inférieurs ; les réflexes patellaires des deux côtés vifs ; Babinski positif ; clonus du pied pas net ; réflexes abdominal et crémastérien très faibles. On ne peut pas explorer exactement la sensibilité.

Le 6 juillet. — Même état apathique ; de temps à autre, il regarde autour de lui ; il tire à l'invitation sa langue.

Le crâne n'est pas sensible à la pression. Pas de raideur de la nuque ; la contracture dans les bras est en régression ; par contre, la faiblesse du bras gauche se trouve plus nette.

Pouls, 60. Température, 37,8 jusqu'à 39°.

Le 7 juillet. — L'état s'aggrave ; la torpeur est plus grande, la paralysie du bras gauche très nette. Pas d'autres paralysies. Les pupilles réagissent. Fond d'œil normal. Le pouls variable de 80 à 120 Température, 38,2. Cette monoplégie a laissé supposer une localisation cérébrale.

On *trépane* la région centrale droite ; la dure-mère incisée, on fait deux ponctions exploratrices avec résultat négatif. Le malade meurt le lendemain.

Le 9 juillet. — *Autopsie*, par professeur Jores : On constate à droite, dans la région temporo-pariétale, gros comme le creux de la main, un volet ramolli. La dure-mère découverte est incisée en croix. La face interne de la dure-mère est recouverte d'une couche de sang en caillots, fraîchement épanché dans le voisinage du lieu de l'intervention. A gauche, la dure-mère est blanche. Dans les sinus, partout du sang liquide en abondance. La pie-mère transparente. Les circonvolutions ne sont pas aplaties.

Dans la région de l'intervention, on trouve deux petits pertuis circulaires dans l'écorce, dont les bords sont infiltrés de sang. En dehors de cela, rien à noter d'anormal sur l'écorce, non plus après la décortication de la pie-mère ; pas davantage dans la substance cérébrale. A l'examen microscopique de la substance cérébrale, au niveau de l'intervention et du voisinage, rien d'anormal. Dans tous les autres organes, rien à noter, sauf de l'œdème aux deux bases pulmonaires et de la congestion de la muqueuse intestinale avec hémorragies multiples.

OBSERVATION XII (Cas IX de Reichardt), rapportée dans le texte, page 27.

OBSERVATION XIII (Cas d'Apelt), rapportée dans le texte, page 35.

II. — *Cas dans lequel on a trouvé de la méningite chronique de la base avec névrite des nerfs crâniens.*

OBSERVATION XIV (obs. I de Finkelnburg et Eschbaum). — Début progressif par céphalées localisées d'abord dans la région frontale, plus tard dans la région occipitale. Diminution de l'ouïe à droite. Diminution de l'acuité visuelle; diplopie, vertige et somnolence. — Signes objectifs : atrophie optique bilatérale sans réduction du champ visuel. Acuité visuelle des deux côtés 6/12. Hyposmie. Atténuation des réflexes conjonctival et cornéen droits. Hypoesthésie de la branche supérieure du trijumeau droit. Parésie nette dans le facial buccal à droite. Sensibilité à la pression et à la percussion dans la région occipitale droite. Réflexes tendineux vifs, pas de Babinski. Pas de troubles prononcés de la marche de caractères cérébelleux. — Evolution : Traitement à I K, sans résultats. A cause de l'augmentation des phénomènes, trépanation dans la région cérébelleuse. — Exitus huit jours après l'intervention. A l'autopsie aucune altération macroscopique, pas de tumeur, pas d'hydrocéphalie. *Microscopiquement :* Méningite chronique et névrite des nerfs de la base.

Antécédents : P. Th., 20 ans, bonne santé habituelle, sauf végétations adénoïdes plusieurs fois opérées. Une sœur serait « neurasthénique ». Pas d'autres tares héréditaires. Pas de traumatisme crânien, pas de Potus, pas d'alcoolisme. Depuis plusieurs années, le malade a de fréquentes céphalalgies, devenues intenses, surtout depuis deux ou trois mois avant son entrée à la Clinique, le 26-5-1908.

Ces céphalées furent d'abord frontales, puis les derniers temps occipitales. En même temps que l'exacerbation des céphalées, Th. a remarqué un abaissement de l'ouïe de l'oreille droite, et, les dernières semaines, une diminution de la vue avec diplopie. Jamais de nausées ou vomissements, mais il eut des vertiges, notamment en se baissant.

État présent : Chez ce jeune homme bien portant et frais, rien à signaler du côté du thorax ou de l'abdomen. Urine sans albumine ni sucre. Pas d'adénopathies. Pas de signes de syphilis ancienne ou récente. Le crâne est sensible à la pression et à la percussion et de façon diffuse dans son pôle postérieur ; et ce est noté à de nombreux examens. Pupilles égales à réactions conservées à la lumière et à la convergence. Atrophie bilatérale du nerf optique, sans réduction appréciable du champ visuel. Acuité visuelle des deux côtés 6/12, avec légère hypermétropie. Mouvements oculaires libres, parfois nystagmus dans le regard à gauche.

Le sillon naso-labial droit paraît moins creusé que le gauche, sans altération de la mimique de ce côté. Langue tirée normalement, ne tremble pas. L'odorat est altéré des deux côtés sans lésions locales correspondantes. La région des sinus frontaux n'est pas sensible à la pression. Hyporéflectivité cornéenne et conjonctivale à droite. Hypoesthésie prononcée au contact et à la douleur à la région frontale et temporale droite. Le trijumeau moteur est indemne des deux côtés. A l'examen des oreilles (professeur Eschweiler) : Membrane du tympan normale ; le malade entend des deux côtés un chuchotement près de l'oreille. Transmission osseuse un peu affaiblie des deux côtés, plus du côté droit. Rinn positif des deux côtés. Transmission aérienne affaiblie nettement pour les sons A, c¹, c², c³, plus pour c² et c³ que pour A et c¹. Limite supérieure du son est de 2,0 à droite et de 1,0 Galton à gauche. Le côté droit est plus atteint que le gauche. Les réflexes tendineux des membres sont également vifs des deux côtés. Le réflexe plantaire gauche est plus vif que le droit. Pas de Babinski. Motilité et sensibilité au tronc et aux extrémités normales. Pas d'ataxie ; aux demi-tours rapides, le malade chancelle ; la marche est libre et sûre. Pas de déficit intellectuel. Somnolence même pendant le jour. Souvent violentes céphalées qui le forcent à se coucher. Emploi de I K, pendant longtemps sans aucun résultat. Accroissement des troubles, surtout pendant ce traitement.

Quoique le malade désirât une opération, à cause de ses

violentes douleurs, nous n'avons pas pu nous y décider en raison de l'incertitude du diagnostic. A la deuxième reprise des accès de céphalée, nous avons proposé une ponction de Neisser dans la région cérébelleuse.

On se décida à intervenir chirurgicalement et on fit une trépanation d'épreuve. A l'ouverture des deux fosses cérébelleuses, on n'a pu voir aucune tumeur, mais seulement une abondance de liquide à l'ouverture de la dure-mère.

Le malade ne se sent pas mieux après l'opération. Il réagit seulement par paroles scandées.

En raison d'une forte difficulté de la déglutition on fut obligé de le nourrir à la sonde ; celle-ci fut enfin rejetée à cause de l'aspiration par la trachée. On a été ensuite obligé de le nourrir au moyen de lavements. Dans les trois premiers jours qui ont suivi l'opération, la température est restée normale avec pouls à 120. Le 8ᵉ jour, torpeur avec élévation de la température, et pouls à 130, faiblesse et congestion des bases pulmonaires. Pas de raideur.

Le 10ᵉ jour la mort survient. Pouls à 140, dyspnée, torpeur, $T=41°$.

Autopsie. — Cerveau et méninges. — A l'exception d'une imbibition hémorragique du cervelet droit qui a été due a l'élévation du cervelet au moyen d'un écarteur pendant l'intervention, on trouve à l'examen macroscopique un état tout à fait normal. Pas de signes de méningite tuberculeuse ou suppurée. Pas de formations nodulaires. Vaisseaux de la base à parois souples, ventricules non dilatés. Les autres organes n'offrent, en dehors des lésions de pneumonie du poumon droit (par aspiration) aucune altération. Pas de signes de syphilis, ni de tuberculose de viscères.

D'après l'autopsie, on se trouve en présence d'une pseudotumeur. On prélève, pour l'examen microscopique, avec les méthodes Marchi, Weigert, hématoxyline au fer, van Gieson après durcissement au formol, et Muller, les nerfs optique, olfactif, acoustique droit, rocher droit, les régions de l'écorce, circonvolutions frontales, centrales, pariétales, le plexus choroïde, la capsule interne et le pont, le bulbe à leurs différentes hauteurs.

La pie-mère, dans les parties de la convexité cérébrale énumérées ci-dessus, ne présente pas d'altérations microscopiques; pas d'altérations inflammatoires anciennes ou récentes ; à la base au contraire comme au niveau des zones frontales du chiasma, du cervelet, du pont, du bulbe on trouve une infiltration très marquée de petites cellules et, par places, un épaississement fibreux notable de la méninge molle. L'infiltration cellulaire accompagne les petits vaisseaux qui pénètrent la substance cérébrale particulièrement au niveau du pont.

On ne trouve ni cellules géantes, ni partie caséeuse ; recherche de bactéries négative. L'écorce de la convexité est d'apparence normale. Au Marchi pas de granulations noires pathologiques. Pas de forte congestion, les parois vasculaires d'aspect normal. Les espaces adventitiels ne sont pas élargis, et dans le pourtour des vaisseaux pas d'infiltration de cellules rondes, pas d'hémorragie.

Substance médullaire normale; régions ventriculaires, plexus choroïde, normaux.

L'épendyme du 3ᵉ et 4ᵉ ventricule et les plexus sont normaux.

Les lésions du *nerf optique* sont indéniables :

L'espace intervaginal est élargi et rempli de néoformations conjonctives denses (planches) de telle sorte que la pie-mère et la dure-mère sont intimement réunies. A l'intérieur des gaines épaissies des nerfs se trouve par place une infiltration notable de petites cellules surtout aux environs des vaisseaux et des hémorragies de date plus ancienne. Le tissu conjonctif interstitiel de l'optique est épaissi par l'augmentation d'épaisseur du tissu et non par l'œdème. De même le tissu interstitiel qui existe autour des vaisseaux centraux est notablement épaissi. On ne voit une infiltration cellulaire plus marquée du tissu interstitiel qu'en des points isolés. Aux préparations au Marchi, il n'y a point de produits de destruction récente de la substance nerveuse, mais par contre les préparations au Weigert donnent de très jolies images ; d'une façon diffuse sur toute la coupe on reconnaît une disparition des fibres nerveuses optiques.

Particulièrement, les points, dans lesquels l'augmentation du tissu interstitiel est la plus abondante, et avant tout certaines parties de la périphérie, présentent une dégénérescence des fibres plus marquée.

Nerf olfactif. — La gaine piale montre une légère infiltration de cellules rondes. Sur les préparations au *Marchi*, la destruction des fibres nerveuses est particulièrement nette (planche). L'augmentation du tissu interstitiel n'est pas très marquée.

Nerf acoustique droit. — Ici, les modifications névritiques sont très étendues. Il est remarquable particulièrement que l'infiltration de polynucléaires est très abondante à côté de l'infiltration des petites cellules de la pie-mère, notamment dans les portions du nerf voisines du labyrinthe. On reconnaît aussi dans l'endonèvre autour des vaisseaux élargis des extravasations de leucocytes.

Le tissu interstitiel est par place notablement hyperplasié et ne laisse reconnaître au Weigert que des groupes de fibres nerveuses dégénérées rares et disséminées. On trouve çà et là quelques espaces clairs entre les fascicules nerveux dans lesquels les fibres sont complètement détruites, et qui représentent des lacunes non encore remplies par le tissu connectif. De même le ganglion vestibulaire montre une forte infiltration de cellules rondes.

Nerf facial droit. — Sur le nerf facial les modifications péri et endo-névritiques sont peu marquées. On ne trouve, d'une manière isolée, que des groupes de fibres nerveuses dégénérées.

Pont et Bulbe. — Des vaisseaux en partie fortement infiltrés de cellules rondes plongent çà et là de la pie-mère dans les segments périphériques du tissu. Çà et là on rencontre aussi dans les parties centrales et dans le voisinage des vaisseaux plus gros des hémorragies anciennes ou récentes et des amas de cellules rondes. On trouve dans la moitié inférieure du pont, des foyers plus gros de cellules granuleuses, gros comme des têtes d'épingle. Il fut impossible d'étudier plus complètement ses parties en coupes sériées parce qu'à l'autopsie elles avaient été sectionnées en segments irréguliers.

III. — *Cas dans lesquels on a trouvé de l'hydrocéphalie interne avec ou sans lésions épendymaires
(10 observations).*

OBSERVATION XV. (Cas XII De Nonne, série 1904.)
— Louise B..., veuve de commerçant, 54 ans, entrée le
8-10-1900, morte le 20-10-1900.

Antécédents héréditaires : rien à signaler. Plusieurs accouchements normaux, bonne santé habituelle, à l'âge de 18
ans elle a subi un traumatisme au niveau de la tête en tombant d'un premier étage sur le trottoir de la rue, avec
commotion cérébrale.

Rien à noter au point de vue des maladies sexuelles,
syphylis, etc.

Ces dernières années la malade a eu beaucoup de soucis et
de surmenage en soignant son mari et son fils, morts
tous les deux, et se nourrissait mal. Six semaines avant son
entrée à l'hôpital elle a souffert de céphalées très fortes qui
pouvaient les premiers temps céder à un traitement symptomatique. Dans la suite celui-ci n'agissait plus. Les céphalées sont devenues très intenses, persistantes, puis apparurent des nausées et des vomissements fréquents. Le
médecin de la famille a constaté l'œdème papillaire naissant
des deux côtés et une légère faiblesse du facial droit. En
même temps dilatation pupillaire et paresse de la réaction
à la lumière. Avec le diagnostic de tumeur cérébrale, la
malade a été envoyée à l'hôpital où elle était admise dans
un service de chirurgie. A l'examen on constate un état
mauvais de la nutrition, une faible anémie. Organes tout
à fait normaux. Urines toujours dépourvues de sucre et
d'albumine. Pas de traces de syphilis, récente ou ancienne,
œdème papillaire bilatéral d'intensité moyenne avec des
petites hémorragies ; faiblesse parétique dans le facial inférieur (joue et bouche) à droite ; faiblesse légère dans le
membre supérieur droit. Pas de troubles de la sensibilité ;
les réflexes tendineux et périostiques des deux côtés faibles.

Les réflexes plantaire et abdominal à droite un peu diminués par rapport au côté gauche; à la marche et à la station debout chancellement accusé à un haut degré.

À l'examen la malade étendue dans son lit, pas d'ataxie des membres, les pupilles des deux côtés dilatées à gauche plus qu'à droite réagissent à la lumière d'une façon limitée et paresseuse. Pas de troubles aphasiques, pas d'hémianopsie, pas d'alexie, l'écriture est seulement troublée par la parésie du membre supérieur droit; le pouls est un peu lent, 60-64, régulier et égal. Par un traitement mixte frictions et IK, l'état de la malade demeure stationnaire, les céphalées vont s'aggravant de plus en plus et rapidement ont atteint une grande intensité. Le pouls se ralentit jusqu'à 54 par minute; presque tous les jours vomissements, l'œdème papillaire se trouve dans le même état; la calotte crânienne est également sensible à la percussion des deux côtés. Suivant le conseil du médecin de la famille, on a fait à la suite de céphalées très intenses une trépanation au niveau de la circonvolution frontale ascendante gauche. La dure-mère ne faisait pas hernie. Après son incision la masse centrale ne faisait pas non plus hernie anormalement. On a excisé un morceau de la dure mère et on a fermé le volet osseux.

La malade, après une défaillance subite ayant duré quelques heures après l'intervention, est morte le soir.

Autopsie : Anémie de tous les viscères et sauf une légère altération myocarditique du cœur, un léger athérome des coronaires et de l'aorte thoracique et abdominale. On a trouvé une cicatrice ancienne rayonnante d'un ulcère gastrique de la paroi postérieure de l'estomac grosse comme la pièce d'un marck.

Les reins normaux. Le foie par contre a donné la réaction nette de sulfure d'ammonium.

Le fémur droit a présenté à la section une moelle osseuse d'aspect d'une gelée de framboise.

Cerveau. L'infundibulum fait un peu hernie. Nulle part il n'y a d'altération ancienne ou récente au niveau de l'épendyme, ni dans les replis de la pie-mère. Tous les sinus sont perméables. Les vaisseaux en dehors de quelques légères taches d'athérome sont normaux. Les ventricules sont peut-être un peu plus dilatés et renferment une quantité un peu plus grande de liquide que normalement. Nulle part de foyer pathologique ou d'altération inflammatoire. Un examen minutieux n'a donné aucune trace de stigmate syphilitique.

Après ces constatations on a fait l'examen du sang où on a trouvé une énorme poïkylocytose et une leucocytose; on n'a pas trouvé des globules rouges à noyau.

OBSERVATION XVI (Cas XV de Nonne, série 1904). — Rapportée dans le texte, voir p. 71.

OBSERVATION XVII (Cas de Bonnhœffer).— Garçon de 14 ans. Il y a trois-quatre ans, écoulement d'oreilles. Depuis, le garçon ne se plaint pas autrement. Pas d'autre maladie. Au mois de mars 1902, la première attaque apparaît à la suite d'une peur causée par l'éclatement d'un obus. D'après la description qu'on en a faite, il semble qu'il s'agit d'une attaque épileptique sans caractère cortical. Après, apparition des vomissements. Le lendemain, dépression, faiblesse, céphalées. Quelques jours après. le malade pouvait de nouveau aller à l'école. Après quatorze jours, les attaques surviennent plus souvent et le malade est transporté à l'hôpital.

A l'hôpital s'est développée graduellement une faiblesse des membres droits et particulièrement de la jambe.

Les attaques sont très fréquentes et particulièrement du côté droit. Le malade reste chez lui quelque temps, où les attaques surviennent toutes les dix minutes. La conscience en général est conservée. Seulement, pendant les attaques de longue durée, il perd la connaissance. Parfois, émission involontaire des matières. La face est cyanosée. Il revient à la clinique, où cette fois on constate : paralysie légère à droite, aphasie sensorielle, paraphasie. Les attaques surviennent 52 fois dans la nuit, leur durée est de 15 à 30 secondes. Elles s'attaquent au côté droit avec déviation conjuguée des yeux et de la tête à droite, commencent par le bras, s'étendent à la jambe et à la face, mais se poursuivent plus longtemps dans le bras. La sensibilité au tact indemne pendant les attaques. Hyperalgésie générale. Écoulement purulent de l'oreille gauche, survenu la veille après des douleurs locales. La paraphasie progresse. Le malade est transporté à la clinique des maladies des oreilles, parce que la sécrétion purulente de l'oreille gauche augmente. On constate une grosse perforation de la membrane du tympan. Le processus mastoïdien n'est pas sensible à la pression. Le 4 mai, on trépane l'apophyse mastoïde. On ne trouve pas de pus. On découvre la dure-mère, qui se montre d'une coloration normale et pulsations normales. Ponction exploratrice qui donne un peu de sang veineux On fait des incisions de la dure-mère en sens différent sans trouver de pus. Le cerveau bat très nettement. Après l'opération, pas d'attaques, mais dans le cours de la journée il y en a soixante-dix. Disparition de ces attaques pendant deux jours. L'hémiplégie s'améliore un peu, il y a troubles amnésiques de la parole. Au lieu des convulsions à droite, il y a des mouvements choréiformes des membres droits. De nouveau, apparition des attaques à droite. Pendant l'inspiration, le cerveau s'abaisse.

Le 9-5. De nouveau une aggravation notable : sensibilité troublée, le malade réagit à peine, des mouvements choréiformes ou athétosiques dans le bras droit. Fond d'œil normal. Température à la clinique des maladies des oreilles entre 36,9-38,5 ; le pouls entre 86-128.

A l'entrée à la clinique chirurgicale, le 9 mai 1902, on constate : Dépression, le malade réagit lourdement. Pupilles dilatées réagissent. Les bulbes déviés un peu à droite. Le sillon naso-labial droit est un peu aplati, la langue est un peu déviée à droite. De temps à autre, convulsions cloniques nettes dans la langue. La tête un peu déviée à droite. Le bras droit est constamment agité, il est le siège de convulsions toniques et cloniques irrégulières et alternantes. Les jambes, ordinairement tranquilles, les réflexes tendineux très vifs des deux côtés, pas de clonus, pas de Babinski. Deux à trois attaques dans une heure qui consistent dans des convulsions répétées du bras droit, secousse de la musculature droite de la face et de la jambe droite, souvent tout simplement il y a convulsion d'un seul muscle au niveau de la jambe. Émission involontaire de l'urine. Température 38,2. Pouls régulier, petit, pas hypertendu, 80 à la minute.

Opération le 10-5 1902 (Mikuliez). On fait un volet cutanéopériostique de 6 à 7 c/m. dans la région centrale. Les pulsations cérébrales sont nettes, le cerveau ne bombe pas. Rien macroscopiquement n'est constaté sur les circonvolutions, ni aplatissement, ni hydrocéphalie externe. Ponctions du ventricule 50 cmc. de liquide clair. Le pouls tombe de 130 à 70. Le cerveau retombe. On excise un morceau de l'écorce, qu'en reconnait de structure normale à un examen histologique. Quelques heures après l'opération, des secousses apparaissent maintenant à gauche. Ensuite la moitié droite du corps prend aussi part. Le soir de l'opération, température 39,3, le pouls 120. Le liquide de la ponction ne décèle ni leuco, ni lymphocytose. Ensemencement à l'agar et au bouillon demeuré stérile. Le malade reste la plupart du temps dans la prostration, les attaques apparaissent rarement ; dans les convulsions prennent part le bras droit et les deux facials inférieurs. Après, les attaques sont plus fréquentes, tantôt en plus grand nombre à droite, tantôt des deux côtés. Pas de symptômes d'hypertension, pas de paralysie des nerfs crâniens. Le tableau reste ainsi jusqu'au 31-5, où la mort survient.

Autopsie le 1er juin 1902. — On constate seulement une dilatation moyenne du ventricule latéral et de la corne postérieure, sans changement de l'épendyme. De même, le quatrième ventricule apparaît dilaté, le contenu transparent et clair. Les ventricules latéraux sont vides. Les sinus sont libres. L'écorce cérébrale nulle part changée, pas d'œdème, pas d'hémorragie en dehors du lieu de l'intervention et de la ponction exploratrice. Le mésencéphale et la moelle épinière sont aussi sans changement. Les viscères, la rate, sont en bon état. Poumons, reins, capsules surrénales sans rien à noter. Vésicule biliaire pleine. Surface du foie lisse, irrégulière, à reflet jaunâtre.

OBSERVATION XVIII (Nonne, 1907, obs. II, p. 348). — Berthe W..., femme de tonnelier, 37 ans, hospitalisée du 21-2-1904 jusqu'au 26-7-1904 dans le service de Nonne.

Anamnèse donnée par les parents : Bonne santé habituelle, mariée, 14 enfants dont 10 vivants, jamais de fausses couches. Les accouchements et suites de couches normaux.

Il y a 3 ans, la malade était traitée dans un hôpital pour de la métrite chronique. Depuis trois mois la malade souffre de vo-

missements, céphalées continues, de vertige et la démarche
chancelante. Depuis quatre semaines, les phénomènes morbides sont devenus plus intenses, et se déclare graduellement un
état de confusion mentale.

Rien ne fait penser à la syphilis, ni chez le mari, ni chez les
enfants.

État actuel : Bien constituée, amaigrie, facies vultueux, et
l'impression qu'elle produit à la vue, c'est qu'elle ne peut fixer
un objet et que la moindre chose l'agite. Viscères normaux. Ni
albumine, ni sucre dans l'urine. Orientation médiocre pour le
temps, nulle pour le lieu ; elle ne reconnaît pas l'entourage. La
calotte est sensible diffusément à la percussion. Les points de
Vallex des nerfs crâniens sont sensibles à la pression. Mouvements oculaires libres, sauf légère parésie des deux côtés pour
le regard en haut. Pupilles : la droite un peu plus dilatée que la
gauche ; celle-ci est moyennement dilatée et circulaire ; réaction
à la lumière nulle à droite, très faible à gauche ; à la convergence et à l'accommodation nulle ; la convergence n'est pas possible, mais on ne peut affirmer que cela soit attribuable seulement à la paralysie des muscles internes. Fond d'œil : papilles
rougeâtres, les contours imprécis, les vaisseaux tortueux, pas
de proéminence. Les oreilles des deux côtés normales. Parésie
faciale gauche. La langue déviée à gauche, sans cicatrice de
morsures. Les extrémités supérieures normales quant à leur
force et à leurs fonctions. Réflexe tricipital très exagéré, à
droite plus qu'à gauche. Réflexes périostiques exagérés des
deux côtés, droit, gauche.

Les extrémités inférieures sans parésie évidente ; peut-être
les fléchisseurs à la partie supérieure de la cuisse et de la région
péronnière à gauche, un peu affaiblis ; clonus patellaire évident,
à gauche plus fort qu'à droite ; réflexe achilléen à droite exagéré, à gauche clonus du pied. Babinski et Oppenheim négatifs
à droite, positifs à gauche. Réflexe abdominal à droite faible,
nul à gauche. Réflexes plantaires à gauche plus qu'à droite,
sensibilité autant que l'on a pu l'examiner, pas troublée. Pendant la démarche, chancellement à gauche ; hémianopsie gauche, bâillement cérébral.

Ponction lombaire : pression 580 ^{mm}., pas de lymphocytose.

Prescription : cure de frictions et I K.

Le 28-2. — La malade est moins déprimée, elle répond assez clairement aux questions posées, mais ne s'oriente pas encore pour le temps et pour le lieu. Légère céphalée, pas de vomissements. Fort chancellement à gauche, encore pendant la marche ; parésie du droit externe gauche.

Le 3-3. — Aujourd'hui, moins éveillée que les derniers jours. Elle se plaint de céphalées et a vomi. Pas d'œdème papillaire net.

Le 5-3. — Ces deux derniers jours, elle était encore moins éveillée. Hier deux et aujourd'hui une attaque de convulsions bilatérales. Secousses convulsives dans la face, seulement à droite, la malade roule ses yeux ; confusion absolue, des spumes dans la bouche, pas d'eunurésis, pas de morsure de la langue.

Le 9-3. — Dans ces deux derniers jours, la malade est un peu mieux éveillée.

Le 14-3. — Depuis avant hier, la malade a de nouveau des céphalées intenses, est plus déprimée. On constate maintenant œdème bilatéral de la pupille. Il existe toujours une parésie du droit externe gauche ; paralysie apparente du bras droit. La pupille droite beaucoup plus dilatée que la gauche, celle-ci est myotique. Réactions à la lumière des deux côtés, paresseuses.

Le 21-3. — Parésie motrice en évolution dans les extrémités gauches avec exagération des réflexes patellaires et des réflexes de l'avant-bras.

Le 23-3. — Rien de pathologique au niveau de la membrane du tympan. Ponction lombaire : pression 250 ^{mm}., liquide clair, pas de lymphocytose.

Le 25-3. — Paralysie complète des extrémités et de la face du côté gauche. Station debout et marche impossibles. Etat général un peu meilleur.

Le 1-4. — Aujourd'hui la malade est complètement déprimée de nouveau. Et de nouveau, convulsions à droite dans le bras et la jambe, avec roulement des yeux. Durée de l'attaque, une demi-heure.

Le 6-4. — Toujours œdème bilatéral de la papille de trois dioptries.

Le 18-4. — L'état psychique de la malade est un peu plus libre ; encore incontinence de l'urine et des matières. La paralysie de l'extrémité supérieure gauche a régressé assez pour que la malade puisse mouvoir les doigts et le bras gauches.

Le 30-4. — La tête à la percussion de temps à autre est sensible. L'hémiplégie gauche, malgré la continuation du traitement et 6 gr. d'I K. par jour, ne régresse pas davantage. La malade déglutit de travers plus souvent ; la plupart du temps elle est dans un état de somnolence avec des intervalles d'éclaircissement.

Le 11-5. — Tension spinale ne peut être mesurée ; elle est au-dessus de 550 mm., le liquide spinal clair sans dépôt et sans lymphocytose.

Le 22-6. — La malade reste la plupart du temps dans un état d'apathie et de stupeur. L'hémiparésie gauche, avec exagération des réflexes tendineux, sans changement. Pas de trouble de la parole, pas de vomissement, pas de céphalée. La calotte à la percussion reste sensible, mais pas d'une façon anormale. La parésie du droit externe est disparue. Les pupilles dilatées moyennement réagissent à peine à la lumière. De nouveau, paralysie complète du membre supérieur gauche; cependant les articulations de la hanche, du genou et du pied gauches peuvent se mouvoir. On ne peut affirmer aucun trouble de la sensibilité.

Le 23-7. — Encore de temps à autres, des crampes dans le visage à gauche, pendant lesquelles la malade devient cyanosée, roule des yeux et la respiration devient ronflante, et dyspnéique. Pas de secousses convulsives dans les membres.

Le 26-7. — Depuis hier, élévation de la température ; du côté des poumons, il est impossible de rien affirmer de pathologique ; la malade est dans une torpeur complète. Pouls fréquent, irrégulier, souvent avec des faux-pas. A midi, Exitus letalis.

Autopsie. — Du côté des viscères, on constate seulement un léger degré de néphrite parenchymateuse et interstitielle. Pas d'artériosclérose.

Cerveau. — Macroscopiquement normal. Circonvolutions normales. Pas d'altérations pathologiques des vaisseaux. Les méninges normales. L'infundibulum pas particulièrement saillant. Il y a des signes insignifiants d'hypertension. Les coupes, après durcissement au formol pendant quatre semaines ne montrent pas de foyers pathologiques. La seule trouvaille était un très léger degré d'hydrocéphalie interne ; pas de granulations sur l'épendyme, le foramen Magendi, le canal de Sylvius libres. Pas d'adhérences ou d'épaississement reliquats d'ancienne encéphalo-méningite.

Examen microscopique des circonvolutions centrales antérieures droite, temporale-moyenne, occipitale supérieur durcis au formol, coloration (hématoxyline-éosine Nissl). Pas trace d'éléments néoplasiques, ni encéphalite, ni méningite. Pas de lésions appréciables des vaisseaux. Aucune lésion pouvant faire douter de la paralysie.

OBSERVATION XIX (cas de George Schröder (1). — Une femme de 42 ans, non syphilitique et qui avait eu deux grossesses, accusait depuis 12 ans un peu de céphalée, notamment aux époques menstruelles.

Deux ans après l'apparition de ces céphalées, elle avait été dans un asile pour des symptômes de dépression mélancolique Il y a un an, elle avait présenté des crises avec perte de connaissance, mais sans offrir aucun symptôme d'épilepsie. Ce fut vers cette époque que les médecins l'ayant examinée portèrent le diagnostic de tumeur cérébrale, en se basant sur la céphalalgie les vomissements, l'ataxie cérébelleuse, la stase papillaire, le léger nystagmus et la paralysie faciale gauche que présentait la malade.

Dans deux séjours hospitaliers ultérieurs on retrouva toujours ces différents symptômes. Ce fut au cours de la troisième admission de cette patiente que M. Schröder eut l'occasion de l'examiner. Les pupilles étaient un peu inégales et légèrement paresseuses. Le nystagmus apparaissait dans le regard de côté. Il n'y avait pas de diplopie mais une stase papillaire très marquée.

---

(1) Hospitalstidende, 16 juin 1909, et *Semaine Médicale*, 1909, p. 622.

L'audition fut mauvaise, ce qui tenait à une otite moyenne chronique double. Il existait une légère paralysie faciale gauche ; toutefois, on ne constatait aucun trouble parétique des extrémités.

La sensibilité était normale, ainsi que les réflexes plantaires. La marche était assez bonne, bien que chancelante et avec une tendance à tomber du côté droit. Une ponction lombaire ne donna que quelques gouttes de liquide clair (1 cc. 5), à réaction faiblement albumineuse et présentant une légère lymphocytose.

Quelques jours après cet examen il se produisit des crises convulsives commençant par des contractions dans le bras droit puis s'étendant aux jambes et finalement au bras gauche.

Comme d'autre part l'état général s'aggravait progressivement, on entreprit au bout d'une quinzaine de jours une trépanation en deux temps au niveau de l'occipital. Mais la patiente succomba une heure après la première intervention : celle-ci avait permis de constater la tension de la dure-mère.

L'autopsie ne put porter que sur la cavité crânienne. La dure-mère était tendue, mais sans adhérences. Le cerveau présentait des sillons effacés et des circonvolutions aplaties. La pie-mère était mince, ses vaisseaux se trouvaient comprimés et la surface cérébrale était anémiée. En sectionnant les nerfs optiques, on ouvrit les lacs de la base qui communiquent avec l'espace sous-arachnoïdien entourant le cervelet ; il s'en écoula du liquide rachidien en quantité notable et sous forte tension. Il en fut de même lors de l'ouverture des ventricules latéraux qui étaient agrandis, surtout le droit ; de ce côté le noyau caudé faisait presque défaut dans son tiers postérieur ; il était remplacé par un foyer de ramollissement aplati. Dans le cervelet il n'existait pas de tumeur ; sa coupe montrait quelque différence entre la moitié droite et la moitié gauche : le corps dentelé était beaucoup plus petit et plus pâle à droite qu'à gauche, comme si la substance blanche avait été en excès. L'épendyme et le quatrième ventricule étaient normaux.

Au microscope on ne nota rien de pathologique : le noyau caudé montrait simplement les lésions habituelles aux vieux foyers de ramollissement. Dans le tissu cérébelleux, il n'y avait pas de différence entre les deux côtés et notamment pas d'augmentation du tissu névroglique. Les lésions du noyau caudé étaient, sans doute, accidentelles, l'anamnèse n'indiquait pas à quelle époque il fallait les faire remonter, car, sur les convulsions datant de neuf ans, on ne possédait pas de renseignements exacts et sûrs.

L'hydrocéphalie constitua donc la seule base anatomique du syndrôme observé chez cette malade, et qui sauf la localisation était bien celui des tumeurs. Il est probable que cette hydrocéphalie provenait d'un obstacle à la circulation du liquide cérébral, hypothèse qui concorde avec les résultats de la ponction lombaire. Par contre, il est difficile de dire où et quel était l'obstacle.

OBSERVATION XX (cas de Cl. VINCENT). — Mme J…, 32 ans, femme de chambre, entre à la fin de novembre 1908, à la Salpêtrière, dans le service de Raymond, salle Duchenne de Boulogne. Elle ne présente ni antécédents tuberculeux, ni néoplasiques. Son mari a eu la syphilis deux ans avant son mariage, mais il n'existe chez elle aucun signe clinique qui permette de dire qu'elle a été contaminée (la réaction de Wassermann ne fut pas pratiquée).

Le début de la maladie qui l'amène à l'hôpital s'est fait dans le courant du mois, par des crises convulsives qui ont été considérées d'abord par son maître, un médecin, comme hystériques.

Puis, cette femme a commencé à souffrir de la tête et à vomir, sa vue et son ouïe ont baissé et cela l'a décidée à entrer à la Salpêtrière.

A son entrée, et durant les huit jours suivants, elle se présente ainsi (27 novembre 1908) : elle est couchée sur le dos, une compresse froide sur le front, car elle souffre atrocement de la tête : elle gémit constamment ; son regard est vague et on peut s'approcher d'elle sans qu'elle s'en aperçoive : elle ne voit ni n'entend. L'analyse du tableau complexe que présente cette malade permet les constatations suivantes : Au point de vue général, elle est apyrétique et elle le sera durant toute l'évolution de la maladie ; elle est d'une maigreur presque squelettique ; aux bras, aux jambes, au tronc, les masses musculaires sont extrêmement réduites. Au point de vue nerveux, on trouve d'abord chez elle les trois grands symptômes qu'on a l'habitude de considérer comme des signes d'hypertension intracrânienne : céphalée, vomissements, troubles de la vue. La céphalée, les vomissements ont les caractères ordinaires des mêmes symptômes dans les néoplasies cérébrales. Les signes oculaires sont représentés par une stase papillaire bilatérale avec dilatation veineuse et une diminution considérable de l'acuité visuelle : O D $= 1/7$; O G, voit les doigts à un mètre. Réflexes pupillaires normaux. A ces phénomènes s'ajoutent : a) *des crises syncopales :* une fois sous nos yeux, la malade pâlit, se couvrit de sueurs, perdit connaissance en même temps que le pouls et la respiration se ralentissaient. Puis peu à peu la malade revint à elle, et tout rentra dans l'ordre ; b) *des vertiges* (mal observés d'ailleurs à cette période de la maladie, car il est pénible de remuer la malade) ; c) *des paralysies des nerfs bulbaires.* Il existe une paralysie faciale gauche périphérique, avec signe de Charles Bell, signe du peaucier. Cette paralysie faciale n'est pas absolue en ce sens que quelques légers mouvements sont possibles. Il n'y a pas de troubles des réactions électriques. La VIᵉ paire gauche est également paralysée, mais là, la paralysie est complète. Enfin, il existe de gros troubles de l'ouïe bilatéraux. La malade n'entend presque rien de ce qu'on lui dit, même en lui criant très fort. A cause de cette quasi surdité et de son amaurose on comprend qu'il soit très difficile de communiquer avec elle. Les autres nerfs : hypoglosse, spinal, récurrent, paraissent fonctionner normalement. L'examen décèle encore chez cette femme : Au point de vue moteur et en dehors de la fonte musculaire généralisée, une diminution de la force musculaire en rapport avec le volume des muscles, mais sans paralysie véritable, surtout des modifications de certains réflexes tendineux. Aux membres supérieurs, des deux côtés les réflexes olécrâniens et du poignet sont abolis. Aux membres inférieurs, les réflexes rotuliens, le réflexe achilléen droit existent ; le réflexe achilléen gauche est aboli. Tous les réflexes cutanés sont normaux.

Enfin, on remarque des troubles de la sensibilité subjective : la malade se plaint de sensations de brûlure, de fourmillements dans l'extrémité de la main, surtout à gauche. Continuellement elle fait des mouvements des doigts pour faire cesser l'engourdissement. Il semble qu'il y ait une hyperesthésie générale (peau, muscles). L'examen n'a pu mettre en évidence d'autres troubles de la sensibilité objective : le tact, le chaud, le froid, le sens musculaire, osseux, ont été recherchés.

L'état des autres fonctions nerveuses (sphincters phéno-vasomoteurs) paraît normal.

Deux fois (pour éviter toute erreur) une ponction lombaire est pratiquée à quelques jours d'intervalle. Elle ne révèle ni éléments cellulaires, ni albumine en quantité anormale dans le liquide céphalo rachidien.

A tout hasard, et à cause de la syphilis du mari, on institue un traitement mercuriel (biiodure en injections). Le traitement est commencé le 5 décembre. Contre toute attente, au bout de huit jours, la malade va beaucoup mieux. Le 17 décembre, l'état général est meilleur, la figure plus calme, un grand nombre de phénomènes ont disparu ou se sont modifiés. La céphalée est maintenant localisée à la région frontale et peu intense. J'ai encore « un petit peu mal », dit la malade. Les vomissements ont disparu et ne se sont pas renouvelés depuis le 9 décembre.

Au point de vue subjectif, l'état des yeux s'est amélioré. A son entrée, la malade ne voyait pas les personnes qui circulaient autour de son lit ; le 17 décembre, elle devine parfois aux mouvements des lèvres ce qu'on lui demande ; huit jours plus tard, elle peut lire le journal. La paralysie faciale a disparu. Il existe à peine une légère asymétrie entre les deux côtés du visage et la force volontaire est encore moindre à gauche qu'à droite.

Cependant la paralysie du droit externe gauche, la surdité persistent complètes. L'état des réflexes tendineux et cutanés est le même qu'au premier examen.

L'état de la malade permet maintenant une étude plus approfondie de la sensibilité, de la station, et de la marche. Elle n'a toujours pas de troubles de la sensibilité objective. Par contre, elle a toujours de l'hyperesthésie cutanée et musculaire. On trouve chez elle le signe de Kernig. Les fourmillements, les engourdissements de l'extrémité des doigts ont disparu. La station debout et la marche sont très troublées.

Debout, elle a grand'peine à conserver l'équilibre; les yeux fermés, elle s'écroule presque immédiatement. Si elle marche, elle vacille, oscille à droite, à gauche et tomberait si on ne la tenait pas; les chutes se font tantôt à gauche, tantôt à droite. Le vertige voltaïque est anormal. Avec 10-12 milliampères, la tête n'incline ni à droite, ni à gauche; il faut atteindre une intensité de 15 milliampères pour avoir une légère inclinaison, alors que chez les individus normaux et de l'âge de la malade 3 à 5 milliampères suffisent. Il y a donc une énorme résistance au vertige voltaïque (Chez cette malade les épreuves de Barani, l'épreuve du tabouret tournant, n'ont pas été effectuées). Il n'existe aucun phénomène cérébelleux : adiadococinésie, asynergie, parole scandée, tremblement intentionnel.

Le mieux persiste jusqu'au 25 décembre. Ce jour elle voulut et put faire le tour de la salle au bras de son mari. Le 26, sans cause appréciable, elle recommence à vomir et la céphalée reparaît. Dès lors les phénomènes se précipitent ; le 28 décembre, elle a cinq crises épileptiformes dans lesquelles elle perd connaissance. Dans l'intervalle des crises, elle vomit. Progressivement alors elle entre dans une torpeur dont il est difficile de la tirer, puis elle tombe dans le coma et meurt le 8 janvier, à 3 heures de l'après-midi.

En somme, chez une malade ne présentant aucun symptôme infectieux, nous avons vu évoluer un syndrome d'hypertension intracrânienne avec paralysie des VI⁰ et VII⁰ paires gauches, paralysie des deux VIII⁰⁰ paires, abolition de certains réflexes tendineux et douleurs dans les membres. Il a duré environ deux mois, et s'est terminé par la mort après une amélioration de quinze jours coïncidant avec un traitement mercuriel.

Durant la vie, l'absence de phénomènes infectieux, l'absence d'éléments figurés ou de microbes dans le liquide céphalorachidien avait fait éliminer le diagnostic de méningite aiguë ou de méningite tuberculeuse, car si on connaît des méningites avec éléments sans microbes, des méningites avec microbes sans éléments, on ne connaît pas de méningite sans élément ni microbe. De même l'absence d'éléments à types mononucléaires avait fait exclure le diagnostic de méningites syphilitique. De sorte que le diagnostic de néoplasme de la base, siè-

geant peut-être dans l'angle ponto-cérébelleux avait été porté.
L'autopsie montre que s'il n'y avait pas de méningite aigue,
de méningite tuberculeuse, de méningite syphilitique, il n'y
avait pas davantage de tumeur de la base ou de la protubérance. La protubérance fut, en effet, coupée en série, les coupes traitées par le Weigert, le Van Gieson, l'hématine-éosine;
il ne put ainsi être décélé aucune lésion appréciable : foyer
néoplasique, inflammatoire ou nécrotique. Les noyaux et les
fibres du VIe et VIIe paires gauches, des deux VIIIes paires
étaient normaux. Par conséquent, il fallait exclure le dia-
gnostic de tumeur cérébrale.

Au point de vue clinique, il s'agissait donc d'une hydrocéphalie acquise, d'un syndrome d'hypertension intracrânienne
sans tumeur, avec troubles des nerfs de la base.

Dès lors une conclusion s'impose : au cours d'un syndrome
d'hypertension intracrânienne, l'existence de phénomènes basi-
laires n'implique pas nécessairement la présence d'une tumeur
de la base et surtout l'absence d'un syndrome d'hydrocéphalie
pure.

OBSERVATION XXI (Cas de LONG, II). — Long relate
encore à la séance du 12 janvier 1911 de la Société neurologique cette observation :

J'ai encore l'occasion d'observer un fait d'un autre ordre :
chez une femme morte après avoir présenté pendant cinq
semaines seulement le syndrome de l'hypertension intracrânienne, on trouva des cysticerques multiples de l'encéphale
(dus dans l'espèce à une émigration anormale d'embryons de
tænia solium).

Mais il fut intéressant de constater que ces kystes parasitaires avaient depuis longtemps dépassé la période d'activité;
ils étaient pour la plupart transformés en petites masses
fibreuses. La période initiale de la maladie avait donc passé
inaperçue et la mort était due à une complication tardive; un
de ces kystes placé dans la partie supérieure du quatrième ventricule avait, après rétraction, produit une symphyse du vermis
avec le plancher du ventricule et par oblitération de l'acqueduc
de Sylvius, une hydrocéphalie interne. Puisqu'il n'est pas rare
que la phase de germination des cysticerques soit, comme dans

le cas particulier, bien tolérée, il est évident qu'ils peuvent avec
certaines localisations provoquer des symptômes inquiétants,
mais transitoires, qui disparaissent avec la régression spontanée des kystes.

OBSERVATION XXII (Cas d'ALQUIER). — Observation
d'Alquier (relatée à la séance du 12 janvier 1911 de la Société
de Neurologie).

Un malade de 27 ans, mort dans le service de M. le Professeur Raymond, avait présenté pendant trois mois, une
céphalée occipitale, augmentant par les efforts, les vomissements et l'anosmie bilatérale, un peu d'exophtalmie et d'amblyopie. La démarche était ébrieuse, avec tendance à tomber à
droite, sans asynergie, ni adiadococinésie. Force musculaire
conservée, légère exagération des réflexes tendineux, enfin
paralysie du facial inférieur droit ; deux jours avant sa mort
cet homme était tombé dans un état syncopal avec pâleur,
lipothymies fréquentes, tachycardie sans fièvre. L'autopsie
faite par Philippe révéla l'absence de toute tumeur cérébrale,
mais une énorme hydrocéphalie ventriculaire, avec lésions méningées localisées au niveau du quatrième ventricule, consistant en épaississement et aspect opalescent sans granulations.

Le malade n'était pas syphilitique.

OBSERVATION XXIII (Cas II de MARINESCO et GOLDSTEIN).
— C. V..., 17 ans, étudiant à l'École des Arts et Métiers.

Antécédents héréditaires. — Son père est bien portant, sa
mère se plaint de temps en temps de maux de tête. Ils ont été
six enfants, dont quatre sont en vie. L'un est mort à l'âge de
trois mois, probablement à la suite d'une coqueluche. Un autre
est mort à l'âge de vingt ans, tué avec une arme à feu. Les
trois autres sont sains.

Antécédents personnels. — Il a souffert pendant plusieurs
années de fièvres palustres. Il n'a pas eu d'autres maladies. Il
est né et s'est développé normalement, il a marché et parlé de
bonne heure. Il n'a pas eu de maux de tête. Les fonctions
génitales semblent être normales. Il a des érections. Il dit
n'avoir jamais eu des rapports sexuels. Il nie la masturbation.

Il a fait deux classes d'un lycée et puis il a été interne à l'Ecole des Arts et Métiers où il a suivi les cours. Il n'est jamais resté répétant, dans la dernière classe il obtint même une prime.

Historique de la maladie actuelle. — Sa maladie date du mois de mai 1910, elle a eu un début brusque. Dans la nuit, il est pris d'une céphalée violente avec des vomissements bilieux. Il reste au lit pendant deux jours, après quoi ces troubles ont cessé, sauf les maux de tête qui persistent. Le médecin de l'école consulté a attribué la céphalée au surmenage et lui a conseillé de prendre un congé, ce qu'il a fait. Retourné à la maison, les maux de tête deviennent de nouveau plus intenses, les vomissements se répètent également presque journellement. Les vomissements accompagnaient les exacerbations des maux de tête, sans se compliquer de nausée. Pendant ce temps, il se sentait épuisé, il se fatiguait très vite et était incapable de tout travail.

Ces symptômes ont persisté, tantôt plus prononcés, tantôt plus atténués jusqu'en septembre, c'est-à-dire jusqu'au moment où son état à empiré avec l'apparition de symptômes nouveaux.

La céphalée persiste avec la même violence, sans avoir un siège fixe. Elle occupe tantôt la région frontale, tantôt la région occipitale. Il survient en outre, une sensation intense de vertige. Celui-ci se manifestait surtout quand le malade passait de la position couchée à la station verticale. Les objets fuyaient devant ses yeux sans pouvoir préciser dans quelle direction. Sa démarche devient incertaine. Il marche en zig-zag, de sorte que ceux qui le voyaient disaient qu'il était ivre. La fatigue survenait très promptement et il était forcé de s'arrêter de temps en temps. L'apathie et la somnolence se sont accentuées. Son père nous dit qu'il a changé beaucoup comme état psychique. Il était autrefois vif et loquace, depuis le dernier mois, il est taciturne, il n'est plus capable d'aucun effort intellectuel, son intelligence est réduite.

Cet état continuant à s'aggraver, son frère l'amène à Bucarest dans le service de clinique des maladies nerveuses, le 2-10-1910.

Etat présent — A l'entrée dans le service on constate : Le malade est de constitution robuste. Le tissu adipeux et musculaire est assez développé pour son âge. Son facies est peu expressif, le regard trouble, de temps en temps il fait une grimace provoquée par la céphalée qui a des exacerbations sous forme d'élancements douloureux très vifs. Il reste couché dans le décubitus latéral, de préférence sur le côté droit.

A l'examen, on trouve *tous les symptômes du syndrome cérébelleux*, sans qu'ils soient cependant tous bien nets. La céphalée est permanente, sous forme d'élancements donloureux. Il dit avoir la sensation comme si un clou pénétrait dans son crâne. D'autres fois c'est comme si quelqu'un lui faisait des raclages dans la tête. Au point de vue du siège, il ne peut pas préciser en quel point la douleur est plus vive. Il dit qu'elle est également fréquente dans la région frontale, comme dans la région occipitale. Par la percussion, on ne constate pas un endroit plus sensible sur le crâne.

Les *vomissements* semblent être devenus plus rares pendant les derniers temps. Il dit que depuis un mois il n'a plus rendu. Auparavant, il vomissait fréquemment, ensuite une fois par semaine. Les vomissements n'étaient pas accompagnés de nausée et survenaient brusquement. Ils se produisaient pendant les exacerbations de la céphalée et étaient surtout bilieux, rarement alimentaires.

Les *vertiges* persistent encore à présent, surtout quand il passe de la position couchée à la station verticale. Il a continuellement la sensation que les objets fuient devant ses yeux.

La force musculaire a beaucoup diminué. Il se fatigue promptement. Il ne peut pas marcher sur une distance de plus d'un kilomètre. La marche est titubante. Il fait de petits pas irréguliers en suivant une ligne en zig-zag. Ces troubles sont plus manifestes quand le malade est fatigué. Dans ce dernier cas, il a en outre la tendance de tomber en avant, de sorte qu'il est contraint de presser le pas et de s'appuyer sur la pointe des pieds. Quand il reste debout il ne peut pas garder longtemps l'équilibre, cela lui fatigue la région lombaire et il tombe sur le dos. Quand on lui demande de se soulever du décubitus en tenant les bras croisés sur la poitrine, il est forcé de soulever les membres inférieurs jusqu'à une hauteur d'environ 30 centimètres pour pouvoir exécuter ce mouvement.

La vue a beaucoup diminué. L'examen ophtalmoscopique

pratiqué par M. le professeur Stanculeanu montre de la *stase papillaire* des deux côtés. Les objets qu'il regarde lui semblent être mobiles, animés de vibrations. Quand il regarde des objets plus lointains, il les voit doubles.

Les mouvements des globes oculaires sont libres, mais il présente une légère parésie des deux muscles droits externes, ce qui lui provoque un léger strabisme convergent, un peu plus accusé du côté gauche. Il n'a pas de rétrécissement du champ visuel.

L'ouïe est conservée. Quelquefois il a des bourdonnements dans les oreilles.

Le malade présente des troubles sphinctériens. Pendant la journée, les mictions sont souvent difficiles, il est obligé de faire des efforts pour uriner. Pendant la nuit, il a fréquemment de l'incontinence, surtout quand il est fatigué. La défécation est souvent très impérieuse, de sorte qu'il n'a pas le temps d'arriver jusqu'au cabinet. Le malade dit avoir observé que dans les derniers temps sa mémoire a diminué. Ce fait s'observe aussi pendant l'examen, le malade oublie en effet de donner des renseignements sur des choses qui lui sont arrivées un jour avant. Son intelligence semble être réduite, il reste impassible vis-à-vis de son état, et est distrait par des faits insignifiants qui se passent autour de lui, il a l'air ahuri, il rit très facilement. La sensibilité objective est conservée. Les réflexes rotuliens sont diminués. Les réflexes achilléens sont normaux. Les réflexes tricipitaux sont très faibles, à peine perceptibles. Les réflexes cutanés sont exagérés. L'excitation de la plante des pieds provoque une flexion brusque dorsale du pied et la rétraction du membre inférieur tout entier. Il ne se produit pas le signe de Babinski.

Le réflexe crémastérien est exagéré; en même temps que l'ascension du testicule il se produit la flexion de la cuisse sur le bassin. Les réflexes abdominaux sont exagérés.

20 octobre 19:0. — On pratique une ponction lombaire qui laisse sortir un *liquide clair sous forte pression.*

L'examen du liquide montre une *lymphocytose très abondante.* Les lymphocytes présentent en majorité le protoplasma coloré en rouge intense à la suite de la double coloration à l'hématoxilline éosine. La réaction des globulines est positive.

5 novembre. — Depuis quelque temps l'intensité de la céphalée a beaucoup augmenté. A 6 heures du soir le malade
tombe dans un état d'inconscience à la suite de l'exacerbation
de la céphalée. Il présente un *état comateux*, avec la tête fléchie
en arrière. On lui fait une ponction lombaire et on lui extrait
20 cm. cubes de liquide céphalo-rachidien. Dix minutes après
le malade revient peu à peu à lui, en se plaignant de maux de
tête insupportables. Il a eu pendant ce temps des vomissements
continuels.

6. — A la suite de la ponction lombaire l'état du malade s'est
amélioré. La céphalée est moins intense. L'état général est
meilleur.

11. — La force dynamométrique est de 85 à droite, de 75 à
gauche.

12. — La céphalée a repris son intensité et le malade reste
comme d'habitude courbé sur le côté droit en gémissant et en
poussant de temps en temps des cris provoqués par les élancement douloureux de sa tête. Le malade tient la tête rejetée en arrière et il ne peut la rapporter en avant qu'avec beaucoup de difficulté.

15. — Deux heures de l'après-midi. La céphalée qui a été
très intense pendant le matin, détermine une nouvelle attaque
d'état comateux, ces attaques se sont répétées fréquemment
ces derniers temps, toujours pendant les exacerbations très
fortes de la céphalée. A cette heure-ci le malade se trouve dans
un état d'inconscience complète, dans le décubitus latéral
gauche, la tête rejetée en arrière, en extension forcée. La respiration, par minute, est bruyante.

Le pouls fréquent et faible. La face est congestionnée, les
paupières sont entr'ouvertes, les pupilles sont dilatées et les
conjonctives injectées. Il n'a pas présenté de convulsions et
reste complètement immobile.

Le malade revient à lui après une injection d'éther, en disant
la voix éteinte : oh, comme j'ai mal à la tête ! On lui fait une
ponction lombaire et on lui retire 15 centimètres cubes de
liquide céphalo-rachidien. Son état ne s'améliore pas et à
6 heures de l'après-midi, il succombe.

A l'*autopsie*, le cerveau, à l'ouverture du crâne, proémine à
cause de la tension intérieure. Les vaisseaux sont conges-

tionnés et les circonvolutions aplaties et effacées à cause de la compression. A la base, on voit, en arrière du chiasma du nerf optique, l'infundibulum proéminant et ayant l'aspect d'un kyste. Les ventricules latéraux sont très dilatés, on n'y voit pas macroscopiquement des lésions épendymaires ou choroïdiennes.

Le quatrième ventricule est également très distendu, de sorte que son toit est constitué par une membrane faisant l'impression d'un kyste.

L'hypophyse, le chiasma du nerf optique, la protubérance, le bulbe et même le cervelet sont aplatis.

Les méninges de la convexité ont l'aspect normal. Celles de la surface inférieure du cervelet, malgré qu'elles se détachent facilement, sont pourtant épaissies et lactescentes.

Rien d'anormal dans les autres organes.

Au microscope, on constate que les circonvolutions de la convexité ainsi que les méninges correspondantes ne présentent pas de lésions appréciables. La pie-mère de ces régions n'est pas infiltrée sensiblement et les cellules nerveuses semblent normales. A la base du cerveau ainsi que dans les ventricules les choses changent d'aspect, l'inflammation y étant assez manifeste. Les lésions méningitiques sont beaucoup plus intenses dans le voisinage de l'infundibulum. La pie-mère y est très épaissie, mais l'infiltration n'est pas régulière, par endroits elle est considérable, à d'autres, elle est insignifiante. L'épendyme est également enflammée, surtout au voisinage des plexus choroïdes, lesquels adhèrent parfois à l'épendyme par des nodules inflammatoires. Le tissu nerveux sous-épendymaire est infiltré dans ces endroits. La substance cérébrale et bulbaire prend aussi part à l'inflammation, surtout dans les régions ou la méningite et l'épendymite sont plus intenses. C'est ainsi que dans la partie postérieure des circonvolutions orbitaires, au voisinage du chiasma du nerf optique, nous avons trouvé un grand foyer d'encéphalite. De même dans le bulbe, sous le plancher du ventricule, là où le bulbe vient en contact avec les méninges et avec les plexus choroïdes infiltrés on voit de petits foyers multiples d'inflammation. Les plexus choroïdes sont abondants, surtout dans le 4e ventricule, et offrent l'aspect décrit par tous les auteurs comme indice d'une

hypersécrétion. Ils présentent en outre de l'infiltration lymphocytaire.

Dans les méninges, on trouve une infiltration diffuse et une
autre nodulaire. Autour des vaisseaux, ainsi que dans leurs
parois, on voit des accumulations de lymphocytes et de cellules
plasmatiques. A côté de ces formes cellulaires on voit des
cellules grandes, avec un noyau qui présente peu de granulations basophiles, et possédant un corps protoplasmatique. Ces
cellules correspondent assez bien aux pseudo-plasmazellen de
Papadia.(1)

La méningite est encore très manifeste sur la face inférieure
du cervelet, où la pie-mère enflammée pénètre dans les anfrac-
ctuosités des circonvolutions, mais on ne constate pas de
foyers inflammatoires dans la substance cérébelleuse même.

Nous n'avons trouvé nulle part des microbes.

OBSERVATION XXIV. (Cas XVII de Nonne, série 1904).
— Garçon de café, 30 ans. Bonne santé habituelle. En train de
vaquer à ses occupations, il apprend soudain la mort de sa
femme dans un accident (écrasée par un train). Du coup, il
éprouve une faiblesse extrême et commence à vomir ; les
jours suivants. des céphalées intenses apparaissent. A son
entrée, le malade un peu somnolent entre rapidement dans le
sopor; le pouls est à 36 à la minute; pupilles mydriatiques et à
peu près sans réaction. Double œdème papillaire. Ponction
lombaire : hypertension (450 millim. d'eau). Au bout de
vingt-quatre heures, le malade meurt dans le coma.

Autopsie : on constate comme seule lésion pathologique, une
hydrocéphalie interne intense. Hyperhémie et granulations
récentes de l'épendyme de tous les ventricules.

---

(1) G. Papadia. Le pseudoplasme cellule in alcune luicocitose ad
encéphalité come osservaioni sulla morfrologia del plasmacellule.
Revisto di Patol, nerv, e ment 1910 n° 11 p. 670.

V. — *Cas de Pseudo-tumeur par empyème ventriculaire* (1 observation).

OBSERVATION XXV (Cas de Mocquin. — Résumé). — Serrurier de 32 ans, alcoolique. Entre à l'hôpital, malade déjà depuis quinze jours : faiblesse, douleurs lombaires et surtout violente céphalée. A son entrée, il présente des phénomènes délirants, alternant avec un état de torpeur et de somnolence très marqué, la parole est confuse et empâtée. On constate, à l'examen, un tremblement de la langue et des mains. Les réflexes patellaires sont faibles. Les réflexes pupillaires sont conservés. Les urines contiennent un peu de sucre et d'albumine. Quelques jours après son arrivée, survient une pleuro-pneumonie avec agitation, élévation thermique à 39°. Pendant une semaine, la température oscille autour de 38°, la respiration prend le type de Cheynes-Stokes. L'amélioration se produit et la température retombe à la normale. Le pouls reste accéléré et petit. La céphalée est extrême et le malade retombe bientôt dans la somnolence et la torpeur. Un symptôme nouveau apparaît : la diplopie. Le malade vomit ce qu'on essaie de lui faire prendre.

Cet état dure encore quatorze jours et le malade meurt après un mois et demi de maladie.

Autopsie. — Les méninges sont congestionnées, le quatrième ventricule paraît fermé par des adhérences méningées. Les ventricules extrêmement dilatés laissent échapper à la coupe un liquide jaunâtre. L'épendyme est recouvert de pus jaune verdâtre. Les cornes postérieures contiennent une grande quantité de pus.

Examen microscopique. — Les coupes des parois épendymaires montrent une quantité de petits foyers d'infiltration ayant pour centre un vaisseau plus ou moins altéré. Les cellules épendymaires sont généralement conservées. L'infiltration périvasculaire sous-épendymaire (il n'y a pas ou très peu de polynucléaires) n'épargne aucun point de la surface ventriculaire.

Les plexus choroïdes ne présentent que peu de réactions inflammatoires et à leur niveau les vaisseaux sous-épendymaires apparaissent indemnes. En certains points, des amas de pus sont déposés à leur surface, sans que ceux-ci se montrent particulièrement infiltrés dans leur intérieur.

Le quatrième ventricule présente des lésions de même nature.

Les méninges présentent une infiltration marquée dans la région du bulbe et de la protubérance et de la base du cervelet ; il semble y avoir continuité du processus épendymaire et du processus méningé en ces points. Les méninges cérébrales peuvent être considérées comme intactes.

V. — *Cas où l'on a trouvé des altérations diffuses (Athérome des vaisseaux de la base. Ramollissement, etc.)* 4 observations.

OBSERVATIONS XXVI-XXVII (cas I et II de RAMSAY-HUNT). — La ressemblance clinique avec une tumeur cérébrale fut surtout marquée dans le premier cas.

L'ictus se produisit une année avant l'apparition des symptômes en foyer, et sa guérison fut absolue. Après le début des symptômes du côté droit de la face, l'évolution fu . graduelle et progressive, la paralysie apparaissant d'abord dans les doigts, puis dans la main, puis dans l'avant-bras, et seulement ensuite légèrement dans la jambe ; pendant toute cette période, le malade souffrit de céphalée paroxystique ordinairement unilatérale, et la pression sur la région pariétale gauche était douloureuse. Seulement l'absence de névrite optique donnait des doutes sur la nature réelle de la lésion.

D'après les constatations ana miques, cette symptomatologie, assez différente de celle du ramollissement en général, était à rapporter à une artériosclérose pariétale et localisée à la jonction de la carotide interne et des communiquantes moyennes et postérieures, avec occlusion des perforantes à leur origine.

Dans le deuxième cas, la paralysie qui atteignait d'abord la jambe droite, puis le bras gauche et enfin la jambe gauche, ne fut pas aussi uniformément progressive que dans le premier cas. On pouvait néanmoins penser à une tumeur du corps calleux : l'inertie du malade, son apathie extrême, son affaiblissement mental étaient en faveur de cette interprétation. Mais un temps d'arrêt dans la maladie fit penser qu'il s'agissait plutôt d'artério-sclérose ; la névrite optique, qui existait ici, fut rapportée au diabète.

Au point de vue anatomo-pathologique, ce cas est intéressant en raison de la limitation de thrombose aux artères perforantes se rendant à la capsule interne et aux ganglions de la base.

Les troncs eux-mêmes du cercle de Willis étaient libres de sclérose.

OBSERVATION XXVIII (Cas II de WORKASTNER). — Un officier, 62 ans, à la fin de décembre 1889 après avoir souffert tout le mois d'engourdissement et de picotements à la pointe de la langue et de la moitié gauche de la lèvre inférieure a des convulsions cloniques de la commissure gauche qui s'étendent aux muscles gauches du cou et sur les doigts. Au début de janvier 1890, parésie du facial gauche inférieur accusée dans la mimique, anesthésie des quatre derniers doigts, des troubles du sens de la position dans le bras gauche. Après traitement au courant galvanique, la céphalée et les attaques tenaces du début cessent. Le 12 février une attaque convulsive plus forte qui laisse comme suite une accentuation de la parésie et des troubles sensitifs dans le bras gauche, et un déficit intellectuel. Après paralysie totale du facial inférieur gauche et du bras gauche, accentuation des troubles psychiques, attaques convulsives continues, céphalées atroces et vomissements, hémiplégie gauche totale, somnolence variable, fond d'œil normal.

On a diagnostiqué tumeur à évolution rapide, circonvolutions centrales. Trépanation en avril 1890. Constatation : ramollissement diffus dans la deuxième circonvolution centrale découverte. Mort, le troisième jour après l'intervention, de pneumonie.

Autopsie : ramollissement gris jaunâtre non seulement au

lieu de l'intervention mais aussi dans les circonvolutions temporales et frontales.

OBSERVATION XXIX (Cas de Knauer). — H. de 19 ans, atteint de catatonie aiguë avec légers prodromes gastriques. Dès le début, hémiparésie gauche; subitement, quatre semaines après, il prend en vingt-quatre heures 131 crises épileptiques fortes en partie de caractère Jacksonien, avec inégalité pupillaire et ptosis à gauche. Le lendemain la paralysie disparaît mais une forte poussée catatonique arrive qui dure jusqu'à l'Exitus survenu quatre jours après. Urines : ni sucre, ni albumine, à réaction intense d'indigo bleu et rouge. Diazoréaction positive. Ni éléments biliaires, ni acétone. Phosphore : en partie sous forme d'acide glycéro-phosphorique (alors que sang contenait de la choline). SO. H' en abondance alors que l'éther sulfurique en quantité normale ; augmentation de l'indoxyl sulfurique. L'azote en quantité énorme (il avait perdu vingt pfund en huit jours, alors qu'il s'alimentait), l'acide hippurique et urique en quantité faible, SO H' augmenté avec 9,6 °/₀ de l'azote total. — Après le jour des crises, grande quantité d'acide sarcolactique dans l'urine et dans le sang.

Autopsie : Légère tuméfaction des ganglions mésentériques alors que le foie et les intestins sont particulièrement intacts. Au microscope : dans le système nerveux central surtout dans la protubérance et la moelle une décomposition diffuse de la myéline semblable aux figures de Bonhöfer dans le délirium tremens.

VI. — *Cas où l'on a trouvé des lésions d'encéphalite non suppurée* (3 observations).

OBSERVATION XXX (Cas de Rosenfeld). — Rosenfeld (in Centralbl. f. Nervenheilk. XXVIII, 1905. De l'encéphalite de la bandelette optique), relate l'histoire d'une femme de 40 ans. Elle présente d'abord : de la confusion mentale délirante, aigue avec attaques d'épilepsie, trouble léger de la parole, céphalalgie, vomissements, vertiges, œdème papillaire. Après une courte rémission, céphalalgie intense ; vomissements, ralentissements du pouls (40), vertiges ; fièvre ; parésie ; blépharoptose ; attaques convulsives ; troubles de la parole ; de l'écriture ; de la lecture ; exagération des réflexes, des membres inférieurs. Proeminence des papilles fort œdématiées et criblées, de même que la rétine d'hémorragies (intégrité de la macula) ; les artères du fond de l'œil sont étroites, tandis que les veines sont dilatées et tortueuses. La guérison a cependant lieu en deux mois environ ; le malade conserve seulement une légère lassitude physique et psychique, des bords imprécis de la papille gauche. Trois ans plus tard, elle succombe à une péritonite après opération de myome utérin. On trouve alors les traces de l'inflammation hémorragique du système nerveux central guérie, à laquelle avaient participé les nerfs optiques, le chiasma, la bandelette optique, le pulvinar, le corps genouillé. Adhérence des parois de la corne postérieure du ventricule latéral droit.

OBSERVATION XXXI (Cas II de Weber et Schultz). — Femme de 53 ans. Bonne santé habituelle. Sous anesthésie combinée lombaire et chloroformique, elle a subi une hystérectomie totale. Après cette intervention elle a eu rapidement de l'apathie et raideur de la nuque, de l'œdème papillaire, de la parésie des extrémités.

Diagnostic. — Méningite de la base ou tumeur.

Autopsie. — Macroscopique, artériosclérose des vaisseaux de la base, petit ramollissement ancien.

Microscopique. Artériosclérose diffuse des vaisseaux moyens et fins, hémorragies périvasculaires et œdème du tissu conjonctif périvasculaire.

La patiente de 53 ans entre à la clinique gynécologique pour un utérus myomateux. Déjà quatorze jours avant son admission, à cause de son état nerveux, elle n'a pas pris de nourriture et encore maintenant elle est psychiquement misérable et donne l'impression d'une dégénérée. La femme forte et robuste physiquement, présente maintenant une matité cardiaque légèrement agrandie. Sauf cela, rien de particulier à noter.

Le 12-8 1906. Opération sous anesthésie lombaire. On a injecté 0,03 cmc. de stovaïne (Billon) à 8 h. 5 dans la position assise; la préparation Billon contient, outre de la stovaïne, un peu d'adrénaline et de Na Cl. pour former une solution isotonique; peu de temps après l'injection l'anesthésie a débuté, et à 8 h. 30 on commençait l'opération. Vers la fin de celle-ci, « vers 9 h. 50 », l'anesthésie déclinait et on dut continuer celle-ci à l'inhalation de 10 gr. d'éther et de 20 gr. de chloroforme.

L'évolution de la plaie s'est faite sans réaction : Pouls et cœur normaux.

Le lendemain la malade a eu comme signe pathologique de la confusion mentale qui a vite cédé la place à de la torpeur la plus profonde, en même temps des symptômes qu'on a pris pour ceux d'une méningite : vomissements, raideur de la nuque, abdomen rétracté et très sensible, réactions pupillaires un peu limitées et paresseuses, la sudation se fait difficilement. La force musculaire était sensiblement plus considérable au niveau de la musculature droite du tronc et des membres.

Au troisième jour, même état, avec un pouls de 104 et température de 37°, en même temps que la raideur de la nuque était moindre ; les réflexes tendineux des membres inférieurs présentent une différence nette en faveur du côté droit, où ils sont supérieurs à la normale à la limite du Babinski à droite. A l'examen ophtalmoscopique fait par le professeur Schneck, début d'œdème papillaire à droite ; à gauche, les limites sont floues.

Après qu'il n'était survenu aucun changement depuis plusieurs jours, dans la nuit du 17 au 18 la respiration est devenue stertoreuse et est demeurée ainsi jusqu'à l'exitus survenu le matin. La température est toujours restée normale ainsi que la fréquence du pouls.

Autopsie faite le jour suivant : on constate en général pleurésie adhésive, dilatation et hypertrophie du cœur, pneumonie hypostatique, œdème pulmonaire, néphrite chronique parenchymateuse. athérome noueux de l'aorte, des art. coronaires iliaques communes.

A l'ouverture du crâne, la surface de la dure-mère est lisse et brillante, la pie-mère est trouble par place.

De la base du crâne s'écoule un peu de liquide clair Les

sinus contiennent du sang faiblement coagulé. Les artères du cortex et de la base sont assez tortueuses avec des parois dures et à lumière béante ; dans les parois des plus gros vaisseaux on trouve des concrétions calcaires.

Dans les ventricules latéraux qui ne sont pas distendus anormalement on trouve un peu de liquide clair jaunâtre ; leurs parois sont lisses, de même pour le troisième ventricule. Seulement sur le bord supérieur du nucléus lentiformis, on trouve un petit foyer gros comme un petit pois, de couleur brun sale.

Le cervelet, le pont et la moelle n'offrent rien d'anormal macroscopiquement. Les veines des méninges médullaires ont les parois élastiques et renferment des caillots sanguins. Nulle part on ne trouve de liquide pathologique.

Le cerveau était transporté dans notre laboratoire pour les recherches microscopiques :

Les gros vaisseaux sont notablement les moins altérés, mais il y a aussi à leur niveau augmentation du tissu connectif, et de place en place se trouvent des parties homogènes distendues. Quelquefois, mais rarement, on constate la participation de l'endartère au point de réduire la lumière vasculaire concentriquement. Les vaisseaux de moyen et petit calibre montrent les altérations d'un athérome chronique avec fort épaississement homogène du tissu conjonctif et raréfaction des noyaux, division et multiplication des fibres élastiques, bourgeonnement de l'endartère, processus qui oblitèrent totalement la lumière, de façon qu'une coupe transversale colorée au van Gieson en imposent pour des disques fortement colorés et feuilletés concentriquement. Assez souvent on a affaire à des thrombus organiques. De semblables figures se voient particulièrement dans le bulbe, la protubérance, dans le tissu sous épendymaire à la base du cerveau. Les capillaires particulièrement de l'écorce se distinguent par une augmentation notable des noyaux du tissu conjonctif ; la plupart sont oblitérés et se présentent comme des tractus sans lumière.

Le tissu nerveux a pris part à ce processus ; de sorte qu'on trouve par place des foyers microscopiques de ramollissement de toute sorte. Un foyer de la grosseur d'une lentille se trouve dans le pont au milieu et touche un vaisseau complètement oblitéré. Dans l'entourage des vaisseaux de moyen calibre, les gaines lymphatiques sont dilatées et par place sont pleines de lymphocytes, de globules rouges et d'amas pigmentaires. Dans le voisinage des vaisseaux oblitérés on voit des néoformations de capillaires avec un fort développement des noyaux des cellules conjonctives. Aussi la névroglie réagit à ce niveau et présente une hyperplasie évidente

Autour des petits vaisseaux et capillaires le tissu cérébral est en plusieurs points ramolli, pauvre en noyaux, renfermant des petites lacunes donnant l'aspect d'un état criblé. En dehors de ces altérations le tissu nerveux est normal. Cellules, fibres, névroglie n'offrent rien d'anormal à noter. (Hématoxyline, van Gieson, Weigert, Weigert-Glia, Weigert original, Faser, Toluydine, Mia-Pappenheim). Sur la pie-mère on n'a constaté nulle part un processus inflammatoire intense ; elle renferme en grande partie des vaisseaux athéromateux et une plus riche quantité d'éléments conjonctifs, sans cependant que ce soit apparent partout.

OBSERVATION XXXII (inédite ; due à l'obligeance de M. le D' Devic). — Dev. J.-M., 43 ans, entré le 23 mars 1909 à l'Hôtel-Dieu (salle Sainte-Marie), décédé le 31 mai 1909.

Diagnostic : Tumeur cérébrale caractérisée surtout par des troubles oculaires et psychiques et de nature indéterminée. Gros cœur.

Le malade est amené par sa famille pour des maux de tête et du délire. La mère est morte à 44 ans d'hémorragie après accouchement ; le père est bien portant. Deux frères et deux sœurs en bonne santé ; les sept derniers enfants sont morts en bas-âge.

Marié, sa femme se porte bien. Deux enfants vivants ; avant ceux-ci, une fausse couche et un enfant mort en bas-âge.

Les premières années de son mariage, le malade avait des angines fréquentes. Il a été opéré il y a six ans d'une hydrocèle. Pas d'éthylisme.

L'affection actuelle a débuté il y a six semaines. Un jour, en sortant de l'usine, il s'est plaint de vertiges ; il a été obligé de s'aliter ; il avait des maux de tête très violents et des frissons. Pendant six semaines, il est resté dans cet état ; il avait 38°3 ; jamais plus ; ces renseignements sont fournis par le médecin qui le soignait à cette époque. Le troisième jour de la maladie, il s'est mis à délirer ; parfois, ce délire était peu accusé ; d'autres fois, très violent. En outre, la semaine dernière, il s'est plaint de douleurs lombaires violentes ; il urinait peu et avec peine.

Le lendemain de l'entrée dans le service, le malade est dans l'obnubilation, alors que la veille il ne présentait rien de particulier. Il ne parle pas, mais geint continuellement et porte la main continuellement à son front. Il est assez agité. On ne constate pas de paralysie ; les réflexes rotuliens sont diminués, les pupilles un peu dilatées, mais égales. Pas de troubles apparents de la sensibilité.

Il n'y a pas d'œdème des jambes, pas de ballonnement du ventre, mais la vessie est distendue, il n'y a pas eu d'urination depuis l'entrée. L'urine, retirée par la sonde, est claire et ne contient ni sucre ni albumine.

Le pouls est à 64, peu tendu, régulier ; au cœur, les bruits sont normaux, un peu sourds. Pas de dyspnée.

25 mars. — Ce matin, le malade a repris toute sa connaissance, mais il présente toujours des troubles mentaux très accusés. Il y a un an qu'il habite l'Arbresle et cependant il se croit toujours à Thizy. Depuis le 10 février, il n'a pas retravaillé. Sa femme affirme qu'il n'avait pas d'habitudes alcooliques. Il n'avait non plus jamais eu avant le 10 février de manifestations délirantes.

Actuellement, il a un air de béatitude et de contentement ; la force est normale des deux côtés ; il n'y a ni raideur, ni contracture, le réflexe rotulien est presque aboli à droite, conservé à gauche ; cependant, la force est pareille des deux côtés. Le malade se lève et peut marcher. Léger signe de Lasègue des deux côtés. Pas de tremblement.

Kernig net, mais pas de raideur de la nuque.

Les pupilles sont légèrement inégales, la droite étant plus dilatée ; elles réagissent très mal ; le malade peut lire, mais il présente un degré très marqué de dyschromatopsie qui porte sur le rouge et le vert. Pouls à 76, bien régulier.

Examen des poumons et du cœur négatif.

26 mars. — Le D\u1d63 Girard, qui a soigné le malade avant son

entrée à l'hôpital, indique que la maladie paraît avoir commencé au début de février par des symptômes grippaux, mais sans qu'il y ait eu de température ; il y avait surtout de la courbature et des maux de tête violents. Surdité, prostration, plus marquée qu'elle ne l'est actuellement. La situation est restée stationnaire pendant huit jours, puis le malade a commencé à se lever et les symptômes précédents se sont amendés sans disparaître complètement ; ainsi, la prostration a persisté avec du délire seulement pendant la nuit. Il y a huit jours, le malade a pris de violentes douleurs abdominales et au niveau des reins ; les urines étaient rares et foncées, la palpation des reins très douloureuse, au point qu'on a pensé à des coliques néphrétiques avec irradiations douloureuses ; ces crises se sont renouvelées depuis. Au début, il n'y avait pas de modifications des réflexes.

Aujourd'hui, le malade est calme, mais se plaint de violents maux de tête. Il répond mieux aux questions qu'on lui pose ; il a reconnu le Dr Girard, mais il ne sait pas en quelle année on se trouve. Le pouls est toujours régulier, de tension moyenne, à 68. Pas de troubles moteurs, pas d'incoordination ; réflexe rotulien nul à droite, très faible à gauche. Réflexe crémastérien normal. Le signe de Kernig est toujours très net, sans raideur de la nuque ; pas de raie. Les pupilles sont paresseuses, mais réagissent aux deux modes. La papille gauche est très floue, avec de petites hémorragies.

Ponction lombaire. On retire 20 cc. sous une faible tension. Après centrifugation, on trouve une légère lymphocytose (6 à 8 éléments par champ de microscope).

Le malade s'alimente bien.

30 mars. — Ce matin, la température s'est élevée avec le type inverse. Pouls à 72, bien régulier et de tension moyenne.

Raie méningitique insignifiante.

Le malade s'alimente, ne vomit pas ; il ne va à la selle, depuis l'entrée dans le service, qu'avec des lavements.

Depuis 18 heures, la céphalée est de plus en plus forte, surtout nocturne ; ce matin, les urines sont un peu troubles et renferment un peu d'albumine ; le malade urine seul.

Il n'y a toujours aucun trouble moteur, pas de raideurs, pas d'incoordination, mais un signe de Kernig très net.

La papille gauche est à nouveau examinée ; elle est grisâtre, ses contours sont flous, les veines sont saillantes. Il y a toujours une dyschromatopsie très nette. Pas d'agitation.

1ᵉʳ avril. — Il y a de la rétention ; on est obligé de sonder le malade.

3 avril. — Le malade urine à nouveau spontanément. Il y a toujours des troubles psychiques ; le malade ne se rend pas compte du lieu où il est ; il dit qu'il a très bien dormi, alors qu'il a passé une nuit très agitée, avec du délire. Il ne veut pas manger à l'heure des repas, mais d'ailleurs mange très bien.

8 avril. — Le délire nocturne persiste. Le malade s'agite beaucoup et est tombé trois fois de son lit la nuit dernière, sans perte de connaissance, ni convulsions. Le Kernig est toujours très net, les réflexes rotuliens sont abolis. On ne trouve rien à l'examen des viscères permettant d'expliquer l'élévation de température de ces derniers jours.

10 avril. — Le malade a eu une crise de tremblement généralisé au côté gauche, puis de mouvements cloniques, sans perte de connaissance ; il est un peu obnubilé. Le pouls est devenu petit. à 70, puis, à la suite d'un effort, est survenu de la cyanose.

13 avril. — Cette nuit, le malade s'est levé et a uriné à terre. Un moment après, il a eu une chute brusque, sans perte de connaissance. Ce matin, il ne se souvient de rien.

15 avril. — Cette nuit, crise analogue à la précédente, mais, cette fois, avec des convulsions généralisées. Délire.

19 avril. Le délire nocturne n'a fait que s'accentuer ; on a dû attacher le malade ; il gâte. Il n'y a pas eu de nouveaux phénomènes convulsifs. Les réponses sont toujours aussi incohérentes ; ainsi, il dit qu'il est à l'hôpital depuis le mois de juin ; il prétend qu'il vient de Bourg ou de Thizy. La dyschromatopsie persiste ; il est impossible d'explorer le champ visuel. La musculature externe de l'œil est toujours intacte.

Signe de Kernig toujours très net, maintenant avec raideur de la nuque.

27 avril. Depuis cinq jours, le malade a dû être mis dans la salle d'isolement. La mémoire est toujours altérée, et le délire nocturne persiste, alors qu'il y a apyrexie. Deux fois il y a eu

de nouvelles crises nocturnes. Incontinence des urines et des matières. Alimentation bonne, pas de vomissements.

5 mai. Examen ophtalmoscopique (Docteur Grandclément). Il y a un fort œdème papillaire, avec des hémorragies péripapillaires

Crise de convulsions cloniques dans les deux bras et la face, suivie d'œdème de la paupière gauche ; à la suite, sommeil, avec de grands bâillements. Pâleur. Le pouls est à 84, avec de temps à autre un faux pas. Il y a un peu de sédation du délire. Température, 38°2.

23 mai. Le malade a pris une nouvelle crise à 4 heures du soir. Contracture en flexion des quatre membres, puis mouvements cloniques du bras gauche pendant 10 minutes ; l'œil droit était en strabisme externe, avec le regard fixe ; cri final, sans stertor ; puis retour à l'état normal.

24 mai. Le malade paraît avoir une cécité totale ; il y a perte complète du réflexe lumineux. Babinski positif des deux côtés. Le malade ne s'alimente plus, mais il boit. Il y a toujours incontinence complète des urines et des matières. Pas d'eschares.

27 mai. La veilleuse, cette nuit, a été attirée vers le malade, qui était en sueur, très agité, avec les yeux convulsés, de la contracture des muscles de la face, mais non des membres.

31 mai. Le malade est mort aujourd'hui. Ces trois derniers jours, il a eu plusieurs crises convulsives épileptiformes, avec des mouvements limités au membre inférieur gauche, et quelquefois s'étendant aussi au bras du même côté. Hébétude progressive ; amaurose presque complète.

Autopsie : le 1er juin. — Surcharge graisseuse énorme généralisée.

Thorax. — Pas de liquide dans les plèvres. Le poumon gauche présente un peu d'atélectasie de la base, et un emphysème modéré des bords antérieurs. Ni hépatisation, ni infarctus. A droite, on note une cicatrice étoilée blanchâtre, près de la scissure : à la coupe, c'est un beau noyau caséeux (mastic) entouré d'une capsule très anthracosique. Il en existe un second plus petit dans le voisinage. Rien au sommet. Engoûment léger de la base.

Cœur. — Volumineux ; myocarde mou et décoloré ; léger

épaisissement des parois ventriculaires. Pas d'endocardite ; athérome très léger de la région mitro-aortique. Aorte normale sans athérome.

Abdomen. — Rien au foie, ni aux voies biliaires. Rate petite, avec une capsule épaissie. Reins de volume moyen, dans une atmosphère cellulo-adipeuse énorme La capsule se détache facilement ; il n'y a aucune altération apparente. Rien dans le tractus gastro-intestinal.

Cavité crânienne. — On ne note rien d'anormal après l'ablation de la calotte osseuse ; il n'y a pas d'altération de la dure-mère. Cette dernière étant enlevée, on voit à la partie antéro-interne du lobe frontal droit, une plaque rouge violacée irrégulière touchant la scissure interhémisphérique, d'apparence plus molle que le cerveau normal. Les deux lèvres de la scissure de Sylvius droite sont réunies par des exsudats fibrineux récents ; on retrouve ces mêmes exsudats au niveau de la selle turcique.

Quand on enlève l'encéphale, il s'écoule une grande quantité de liquide séreux, et on note après les sections que les ventricules sont très dilatés. La pie-mère de l'hémisphère droit, qui porte la lésion apparente signalée plus haut, se détache partout très facilement, même au niveau de cette lésion. Celle-ci est située en avant, au niveau de la première circonvolution frontale ; c'est une région rouge violacée, donnant l'impression d'un ramollissement rouge ; il existe, en outre, de petites zones analogues à la face interne de l'hémisphère, dont deux plus importantes, ayant environ deux centimètres de long sur un de large, de chaque côté de la terminaison de la scissure de Rolando. Enfin, il existe une zone comparable dans le lobe occipital, à la partie extrême de ce lobe. A la coupe, le foyer principal se montre comme une zone épaisse en profondeur de un centimètre environ, rouge violacée, un peu molle, sans contours très nets ; les autres petits foyers sont à peine sous-corticaux, et sont en somme de simples extravasations sanguines limitées aux couches superficielles de la substance grise. Partout ailleurs le tissu cérébral est semé d'un pointillé rouge en piqûres de puce. A part quelques taches roses punctiformes dissiminées çà et là sur les surfaces de coupes, on ne note rien dans l'hémisphère gauche. Rien au cervelet, rien au bulbe.

L'examen histologique a porté sur divers fragments de l'hémisphère droit. Au niveau du foyer principal, on ne voit qu'une nappe de globules rouges infiltrant le tissu cérébral complètement désorganisé. Sur les limites, l'extravasation sanguine se fait par îlots, et il existe une infiltration abondante de petites cellules rondes ; les capillaires sont très distendus, les petits vaisseaux accompagnés de manchons leucocytaires, quand ils ne présentent pas une petite hémorragie périvasculaire.

Sur des points pris à distance, on retrouve les mêmes petites hémorragies périvasculaires en couronne, et une infiltration plus discrète, diffuse, de cellules rondes ; cette dernière se retrouve à un degré modéré dans la pie-mère, dans les points où elle n'a pas été enlevée au cours de l'examen macroscopique.

Poids des organes : Poumon gauche, 450 gr. ; droit, 650 ; Cœur, 410 ; Foie, 1,400 ; Rate, 120 ; Reins, ensemble. 330.

Températures : Normale depuis l'entrée jusqu'au 28 mars ; depuis cette date jusqu'au 7 avril, températures irrégulières oscillant de 37 à 38,6, avec plusieurs types inverses ; puis normales et régulières jusqu'au 19 mai, avec cependant à trois reprises un 38 ou 38,1 absolument isolé ; les 17 et 30 avril et le 11 mai, ces trois fois le matin. A partir du 19 mai et jusqu'au 29, la température. normale le matin, s'élève le soir à 38, 38,6, 38,2, à cinq reprises. Le 29, 37,6 le matin, 38,8 le soir ; le lendemain matin, veille de la mort, 40,3 et 40,9.

Deuxième groupe. — Observations sans autopsie.

Cas dans lesquels on a trouvé à l'intervention de la méningite séreuse corticale localisée (3 observations).

OBSERVATION XXXIII (PLACZEK et KRAUSE). — Il s'agit d'une jeune femme de 25 ans, qui présentait des vomissements, de

l'abasie, de la diplopie et de la paralysie du facial droit inférieur et supérieur. Il y avait, en outre, du vertige de la céphalalgie et de la faiblesse musculaire.

A l'examen des yeux, on constata une immobilité presque
complète de l'œil droit et du nystagmus de l'œil gauche, dont
la mobilité était également très réduite. Le fond des yeux ne
présentait rien d'anormal.

En présence de ces symptômes, je conclus qu'il s'agissait
d'une tumeur comprimant les régions situées dans la fosse
postérieure du crâne. Mon diagnostic fut confirmé par M.
Krause, car les autres causes possibles d'abasie (tumeur du
lobe frontal ou des tubercules quadrijumeaux) pouvaient être
éliminées. Il est vrai que, d'après la théorie de M. Oppenheim,
il aurait pu s'agir aussi d'une lésion du cervelet, parce que la
papille optique ne présentait pas de stase, mais cette théorie
n'est pas admise par les autres neurologistes, M. Uhthoff
par exemple, et elle n'est pas non plus justifiée par mes observations personnelles.

L'état de la malade s'aggrava de plus en plus : il survint de
la dysurie, le pouls tomba à 55 pulsations par minute, on
notait aussi des troubles de la sensibilité de la peau du visage,
tellement prononcés que la malade ne distinguait plus le contact d'une pointe de celui d'un bouton ; elle ne pouvait pas non
plus se tenir debout, même les yeux ouverts.

Une intervention chirurgicale fut décidée et M. Krause la
pratiqua en deux temps. L'ouverture du crâne détermina une
amélioration notable des symptômes faciaux et oculo-moteurs,
amélioration qui fut du reste complète après la fin de l'opération. La dure-mère était très épaissie et présentait des adhérences étendues avec la pie-mère. Au-dessus de l'hémisphère
droit du cervelet, on trouva une collection de liquide céphalo-
rachidien situé entre les deux feuillets de l'arachnoïde.

Au point de vue clinique, les suites opératoires furent bonnes
tout d'abord, mais au dixième jour la température s'éleva
brusquement à 39 ou 40, persista quelques jours à ce niveau
et revint ensuite à la normale avec la même rapidité. Pendant
trois mois, il y eut ainsi alternativement des périodes de fièvre
et d'apyrexie.

Après bien des hypothèses pour expliquer cet état tout à

fait anormal, qui ne s'accompagnait d'ailleurs d'aucun malaise, on finit par reconnaître qu'il s'agissait d'une hyperthermie cérébrale occasionnée par le traumatisme inévitable qu'avait subi le cerveau lors de l'intervention. Il en était bien ainsi, en effet, car, depuis trois mois elle n'a plus de fièvre : elle peut actuellement marcher et faire de jour en jour des promenades de plus en plus longues.

OBSERVATION XXXIV (B.-K. FINKELSTEIN). — E. K..., femme de serrurier, est envoyée de l'hôpital de Tchernogorod par le Dr A.-A. Aroutinoff à l'hôpital de Balakhan, le 16/3 1907. Diagnostic : *Tumeur cérébrale de la fosse crânienne postérieure gauche.*

Historique de la maladie : Il y a 7 ans environ, la malade était atteinte de violents maux de tête, qui cessaient de temps en temps, mais qui aussi souvent devenaient insupportables ; a accouché 4 fois ; pas de fausses couches. S'est soignée beaucoup et longtemps ; prenait des fortes doses de K I, mais sans résultat : les crises de maux de tête ne cessèrent pas, au contraire, devinrent plus fortes et plus fréquentes.

Dans les 5 derniers mois, aggravation notable : les maux de tête sont devenus continuels et insupportables ; la malade commença à vomir ; les vomissements devinrent plus fréquents, quotidiens pendant les 2 derniers mois. Un mois et demi avant son entrée à l'hôpital, la malade présentait des signes de paralysie du N. facial gauche. Les derniers mois, avec l'apparition des vomissements et l'augmentation des crises de céphalées, la malade ne pouvait plus marcher seule et, les 6 dernières semaines, la malade ne quittait plus le lit. La vue baissait. L'examen oculaire fait à l'hôpital de Tchernogorod par le Dr Warchawsky a montré: parésie du moteur oculaire externe gauche, nystagmus pendant les mouvements latéraux. A gauche, absence du réflexe conjonctival et cornéen ; dans les deux yeux, stase papillaire ; l'acuité visuelle s'est fortement amoindrie, à gauche plus qu'à droite ; les cornées sont normales. A l'entrée, l'acuité visuelle de l'œil gauche était abaissée à 2/60, de l'œil droit jusqu'à 0,3.

D'autre part, on a constaté : Pouls, 84, de tension moyenne. Rien à noter au cœur, ni aux poumons. Les viscères abdominaux sont normaux. La malade va à la selle lentement, les derniers temps non sans lavements. Pas d'adénopathies nulle part. On remarque nettement une paralysie complète du N facial gauche : la commissure droite de la bouche est tirée en haut, le sillon naso-labial gauche est lissé, on n'arrive pas à faire faire des plis à la peau de la moitié gauche du front, l'œil gauche ne se ferme pas. La langue est tirée droit, mais la parole est ralentie, scandée. Pas de réflexe pharyngien. La sensibilité de la moitié gauche de la face est diminuée, mais existe, sauf dans la région de la tempe gauche. Pas de réflexe cornéen à gauche, conservé à droite. La VIIIe paire gauche est atteinte : la malade entend le bruit à une distance de deux pas, n'entend ni le diapason, ni le tic-tac d'une montre près de l'oreille. Le Veber est positif le Rinn est négatif. A droite, l'ouïe est normale. L'odorat normal ; le goût fait presque totalement défaut. Les réflexes tendineux des membres sont normaux. La malade ne peut pas marcher. La main et le pied droits sont indemnes ; la main et le pied gauche sont parésiés. Violentes céphalées continuelles. L'urine est sans changement. La température est normale.

Le 17/3. — La malade a un grand vomissement alimentaire. Insomnie à cause de violentes céphalées.

Le 18/3. — On trépane sous anesthésie par morphine et chloroforme, la fosse crânienne postérieure gauche (procédé Krause). Lambeau musculo-cutané à base inférieure en forme de n. La base du lambeau était un peu au-dessous de la ligne horizontale qui unit les bases des apophyses mastoïdes, la ligne d'incision externe est un peu en dedans du bord postérieur de l'apophyse mastoïde, la ligne interne est parallèle à la première et un peu en dehors de la ligne médiane. Ces deux incisions sont réunies par une transversale, à 4 cm. plus haut de la protubérance occipitale externe. Le lambeau musculo-cutané est recliné en bas. L'os est troué dans les quatre coins par le trépan-Doyen et est enlevé sur une étendue de 4×5 cm. L'hémorragie, pas forte, est arrêtée par le tamponnement. La dure-mère s'est montrée tendue, mais présente bien des battements. On en a fait aussi un lambeau quadrangulaire limité — en haut, par le sinus latéral, — en dehors, par le même sinus formant l'S, — en dedans, par le creux de la nuque.

L'hémisphère gauche du cervelet est relevée par un écarteur de bas en haut et de dehors en dedans. Alors, on a pu voir une tumeur tendue, à parois minces, tremblotante ; la collection, en enfonçant davantage l'écarteur, laisse s'écouler sous forte pression un demi-verre de liquide séro-sanguin. La pression a de suite diminué : l'hémisphère du cervelet est restée libre et se trouvait comme dans une grande cavité. Au fond de cette cavité, on a pu voir les nerfs de la base. La paroi de la poche s'est présentée au toucher comme tapissée d'une couche mince de tissu lâche, spongieux. On est arrivé facilement à explorer avec le doigt toute la face postérieure du rocher presque jusqu'au trou occipital. Sur ce, on n'a pas insisté pour la recherche d'une tumeur. On a mis une mèche sous l'hémisphère du cervelet. On n'a pas cousu le lambeau dural. Le lambeau musculo-cutané est replacé et fixé par des sutures. On a fait sortir la mèche par l'angle inféro-externe de la plaie. Pendant l'opération, la malade se trouvait en position couchée, la tête légèrement relevée et tournée à droite. Il y avait très peu d'hémorragie pendant l'opération, mais le pouls s'est abaissé plusieurs fois. L'opération a duré 40 minutes ; on a dépensé 8,0 gr. de chloroforme.

Le 19/3. — Les céphalées sont moins fortes. La malade a vomi plusieurs fois. Le pouls est de 84. Température soir : 38°3.

Le 20/3. — Plus de vomissements. Pouls, 84. Forte conjonctivite de l'œil gauche.

Le 23/3. — La mèche est enlevée. Il s'est écoulé deux cuillerées à bouche de liquide cervical. Suture par première intention.

Le 24/3. — Il s'est formé un ulcère central sur la cornée gauche. Toujours pansement sur l'œil gauche.

Le 25/4. — Le pansement opératoire est trempé de liquide cervical. La malade fait remarquer elle-même la plus grande liberté de la langue et ce fait que la nourriture prise ne coule plus, comme avant, de l'angle gauche de la bouche.

Le 26/4. — Pendant la nuit, la malade a souffert de fortes céphalées qui cessèrent le matin. Le pansement était trempé de liquide cervical. L'œil gauche se ferme mieux ; il reste une fente à peine visible entre les deux paupières.

27/3-30/3. — La température monte les soirs, malgré la

guérison de la plaie opératoire. Les phénomènes de paralysie du N. facial ont presque disparu.

1/4-6/4. — Sécrétion régulière du liquide cervical. La température monte les soirs des fois jusqu'à 39°. L'état général s'est visiblement amélioré. Les céphalées ont cessé. La malade dort bien.

Le 14/4. — La malade s'est levée pour la première fois et marche avec l'aide de la garde-malade. L'écoulement du liquide cervical a cessé.

Le 17/4. — Examen oculaire (Dr Warchawsky).

L'œil droit: Acuité visuelle, 0,5 ; la pupille réagit à la lumière normalement: es milieux sont inaltérés; la papille est un peu saillante, de couleur trouble, jaunâtre, avec des stries fines ; la rétine autour de la papille est trouble ; en haut de celle-ci, à la limite de la stase, se trouve une petite couche concentrique, de couleur jaune, par laquelle passent les vaisseaux de la rétine ; les vaisseaux supérieurs sont sinueux ; la parésie de l'abdomen a disparu. A *l'œil gauche*, l'acuité visuelle = 0; l'ulcère central occupe toute la région de la pupille ; le fond d'œil n'est pas transparent ; la papille n'est pas visible. — Le 20/4, l'état général de la malade est très bon. Le goût se rétablit. L'étendue et la position de la trépanation sont nettement visibles sur la radiographie faite le jour de la sortie de l'hôpital (le 21/4). A l'endroit de l'intervention, se trouve une proéminence non douloureuse, grande comme un œuf d'oie.

Après son exéat, la malade se confia aux soins du Dr Warchawsky qui a bien voulu me mettre au courant de la guérison de l'ulcère cornéen. Déjà, le 25/4, avaient disparu les phénomènes de stase papillaire, mais il restait la paralysie des deux branches supérieures du nerf moteur oculaire commun à gauche et une kératite neuro-paralytique très nette.

En automne 1907, état général très bon. Goût presque totalement récupéré. Ouïe de l'oreille gauche améliorée. La malade a été présentée par le Dr Warchawsky à la Société des Médecins de Bakou. L'ulcère de l'œil gauche ne guérit complètement qu'au milieu de novembre 1907. Le 2/12, le Dr Warchawsky a fait une iridectomie optique (sans anesthésie locale, car la cornée était encore insensible). L'acuité visuelle de l'œil droit était de 0,6, celle de l'œil gauche était de 5/60, ainsi qu'après l'opération.

L'examen fait une année après celle-ci (23/1 1908) a donné : Vue de l'œil droit, 0,6 ; de l'œil gauche, 360. Pas de céphalées, ni vertiges. Il y a trois mois, E. K... a accouché sans incidents ; l'enfant se porte bien. La sensibilité de la cornée s'est rétablie.

La motilité dans le domaine de la 1re et 2e branches du N. moteur oculaire commun est encore un peu plus faible à gauche qu'à droite. Goût normal. Marches sans troubles. La malade fait son travail habituel de la maison. Elle remarque seulement que son pied gauche est un peu plus faible que le droit. On n'a pas examiné l'ouïe. A la place de l'opération, hernie de la dimension d'une poignée d'enfant, sans douleur, qui grossit quand E. K.., est couchée et qui diminue par la station debout ou la marche.

OBSERVATION XXXV (E. UNGER) (1).— Unger communique l'observation d'une malade qui, depuis deux ans, éprouvait une céphalée intense, accompagnée de vomissements, de diplopie, de vertiges avec légère exophtalmie double ; on notait chez elle un nystagmus, le signe de Romberg, une certaine sensibilité à la percussion au niveau de l'occiput, à droite de la ligne médiane ; enfin de la stase papillaire bilatérale et un affaiblissement de la vue qui finit par aboutir à une amaurose presque complète.

On se décida à intervenir chirurgicalement, mais on ne trouva rien d'anormal, sauf une légère résistance à la palpation de l'angle ponto-cérébelleux, et cette manipulation donna lieu à l'écoulement d'un liquide trouble sanguinolent. Contre toute attente, les phénomènes s'amendèrent progressivement et la vision est redevenue excellente.

---

(1) Résumé d'après la *Semaine médicale*, n° 49, 2 décembre 1908 : Raymond et Claude ont cité cette observation dans leur travail, en ajoutant quelques détails, ces auteurs ayant probablement pu avoir en main l'original. A noter que la malade était syphilitique, mais qu'un traitement mercuriel, resté sans effet, avait fait admettre le diagnostic de tumeur cérébelleuse.

L'orateur est d'avis qu'il s'agissait, dans ce cas, d'une arachnitis adhésive formant une pseudo-tumeur.

OBSERVATION XXXVI (cas de NONNE, 1. 1904). — Durée de l'observation 3 ans 3/4. — L'ouvrier tailleur, âgé de 32 ans, Jean F..., entré le 4 sept. 1900, sorti le 19 sept. 1900, a remarqué depuis 14 jours un affaiblissement progressif du bras droit et dans les derniers jours cette faiblesse avait gagné la jambe droite. Au jour précédant son entrée, il avait éprouvé une diminution de la vue de l'œil droit et sa langue se déviait.

Sauf des maladies d'enfance, aucune maladie importante. Pas d'hérédité chargée. Pas d'histoire d'aucune maladie vénérienne, d'une constitution robuste, bien nourri, pas anémique : hémoglobine 95-100 °/₀. Pas trace de syphilis ancienne ou récente. Les organes bien placés et normaux. L'urine, examinée chaque jour à l'hôpital, est exempte d'albumine et de sucre. Pas de sensibilité crânienne à la percussion.

Les pupilles des deux côtés circulaires et égales, de réaction normale à la lumière et à l'accommodation. Légère parésie du facial droit surtout de la joue et de la bouche ; un peu de faiblesse dans les membres droits. Du côté droit la marche est mal assurée. Réflexes cutanés exagérés à gauche, affaiblis à droite. Réflexes rotulien et achilléen de beaucoup plus exagérés à droite qu'à gauche, de même le réflexe périostique aux membres droits. La sensibilité à tous les modes intacte. Pas de Romberg.

Des deux côtés (Beselin) un début de névrite œdémateuse, avec troubles et limites floues de la papille, ainsi qu'un léger trouble et soudure de la partie avoisinante de la rétine. Ponction rachidienne, légère hypertension (200 millim d'eau), liquide clair comme de l'eau avec mince disque d'albumine, 0.5 pour 1.000.

Le malade se plaignait de céphalées, de nausées indépendantes de toute alimentation. Pouls 60-64 à la minute. Traitement : uniquement repos au lit, diète anodine et une vessie de glace sur la tête.

Dans le cours de la première semaine, la céphalée et les nausées rétrocédèrent, jamais il n'y eut de fièvre ni aucun signe d'excitation motrice. La force dans les membres du côté droit s'accrut un peu. Le pouls revint à la normale à partir du troisième jour.

Quatorze jours après son entrée, subjectivement il n'avait plus de douleurs, la force des membres du côté droit était presque normale. La névrite œdémateuse avait beaucoup diminué.

Le malade sort 15 jours après son entrée.

Au bout de 6 mois : il vaquait de nouveau à ses occupations premières d'ouvrier tailleur, sans nouvelle interruption depuis lors. Objectivement, sauf une exagération frappante des réflexes tendineux des quatre membres, généralement plus rien d'anormal, en particulier, l'examen du fond d'œil donnait des deux côtés une image normale si l'on voulait regarder comme telle une légère hypérémie des papilles.

OBSERVATION XXXVII (Cas II. Nonne, 1904), portant presque sur quatre ans. — Le capitaine Arthur S..., âgé de 38 ans, venait me consulter une première fois le 1er juin 1900. Il n'avait jamais été auparavant sérieusement malade, il avouait la blenorrhagie et niait chancre et syphilis. Il avait toujours usé modérément d'alcool et de tabac, ne s'était jamais fait de blessures à la tête. Il n'avait d'antécédents héréditaires d'aucun côté. Depuis deux mois, il est sujet à des accès de vertige et une pesanteur généralisée par la tête et de la paresthésie dans la moitié droite du visage et dans le membre supérieur droit ; en outre, ce dernier est devenu plus faible. Depuis quelques jours il a remarqué que dans la marche, la jambe droite était plutôt fatiguée que la gauche et qu'elle lui paraissait plus souvent « comme morte ». Il n'était nullement anémié, avait les viscères en bon état, en particulier aucun signe d'artériosclérose. Les stigmates de syphilis manquaient complètement. L'urine était dépourvue d'albumine et de sucre. Le crâne était du côté gauche à la percussion, anormalement, sensible à un léger degré. La main serrait moins fort à droite qu'à gauche, et les réflexes tendineux étaient plus forts aux membres droits. Exagération des réflexes rotuliens et achilléens. Pas de troubles de la sensibilité. Le fond d'œil est normal, de même le fonctionnement des pupilles et de la totalité des nerfs crâniens.

J'ordonnais des frictions. Au cours des huit premières semaines, les souffrances augmentèrent lentement, la céphalée devint violente, de sorte qu'il était obligé de renoncer à son travail. Au membre supérieur droit se manifeste une faiblesse parétique, l'inférieur droit demeura seulement subjectivement plus faible. Le matin, de loin en loin, il y avait des vomissements ; il se met à se développer des deux côtés une névrite optique qui (Dr Beselin) se développait graduellement à la papille. En outre, on constate une parésie dans le milieu et la partie inférieure du territoire du facial droit. Le pouls battait le plus souvent entre 60-70 à la minute. L'évolution se fit absolument sans fièvre. Le traitement mercuriel fut suspendu, parce qu'il ne donnait pas de résultat. Dans cet état, le malade resta trois mois. Le traitement était purement symptomatique, puis lorsque le malade fut envoyé à la campagne, subjectivement son état se mit à s'améliorer lentement, les vomissements et les céphalées cessèrent et, dans le cours du trimestre suivant, guérit la paresthésie de la moitié droite du corps. Au 1 juin 1901, c'est-à-dire une année après mon premier examen, je pouvais constater que les pupilles avaient repris leur aspect normal. Le fonctionnement du membre droit est maintenant normal et la sensibilité à la percussion de la moitié droite du crâne ne peut plus se constater.

Depuis lors, le malade vaque continuellement à sa profession comme inspecteur d'une agence de navigation, sans qu'il ait plus jamais constaté rien d'anormal.

OBSERVATION XXXVIII (Cas III de NONNE, 1904). — Durée de l'observation : deux ans environ.

J'ai vu pour la première fois, le 28 février 1903, Mme Elisabeth W..., femme d'un rentier, âgée de 43 ans, en présence de son médecin. Mariée pendant vingt ans, a quatre enfants bien portants, jamais atteinte d'une maladie importante et jusqu'à maintenant n'a jamais souffert spécialement de céphalée. Dans sa famille, pas de maux de tête habituels ou de migraine. Son mari en très bon état de santé. Interrogation minutieuse au point de vue syphilis, négative. Rien à noter à ce point de vue à l'examen somatique minutieux de la femme et de son mari.

Pendant quatorze jours, la malade a souffert, sans raison appréciable, sans maux dans le nez ou les oreilles, sans traumatisme physique ou psychique antérieurs et sans infection ou intoxication quelconque, de maux de tête diffus de plus en plus accentués, de vomissements de plus en plus fréquents, non dépendant de l'alimentation et de somnolence de plus en plus accusée. J'ai trouvé une femme en bon état de nutrition, en tout cas non anémique (95 % d'hémoglobine), viscères dans un état tout à fait normal. Urines sans sucre ni albumine. La malade avait l'air de quelqu'un qui a une tumeur. Pouls nettement ralenti (54-56 par minute), régulier, un peu tendu. Aucune parésie au niveau des membres. Réflexes tendineux des deux côtés également vifs. Réflexes cutanés légers. Pas de paralysie dans le domaine des nerfs crâniens. Fonctions pupillaires normales. Pas de fièvre. Des deux côtés, la papille est au début d'un état œdémateux. A la percussion légère, légère sensibilité diffuse du crâne.

On a commencé un traitement avec frictions. Au début, pas d'amélioration ; seulement après huit jours j'ai trouvé la malade dans le même état de stupeur. L'œdème de la papille a augmenté des deux côtés et on constate en outre dans le fond d'œil de petites hémorragies. Légère parésie dans la région faciale gauche. Démarche chancelante et à caractère cérébelleux.

Après quatorze jours, le sensorium commence à s'éclaircir, les vomissements diminuent de plus en plus et finissent par cesser ; à leur tour le vertige et les céphalées ont disparu.

Six semaines après mon premier examen, on pouvait constater seulement une légère névrite des deux papilles, sans pouvoir affirmer l'existence d'un œdème. En dernier lieu, la faiblesse faciale a régressé.

Après dix semaines, on pouvait dire que la malade est en état normal, aussi bien subjectivement qu'objectivement.

Dès lors, c'est-à-dire depuis deux ans presque, la malade se trouve en bonne santé sans interruption et fait, comme auparavant, aussi bien son ménage.

OBSERVATION XXXIX. (Cas IV de Nonne s. 1904). Durée de l'observation 2 ans 1/2. — La femme d'un employé de bureau, Marie K.., âgée de 44 ans, entrée le 27 décembre 1901, sortie le 6 février 1912, dérive d'une famille bien portante et était en général toujours bien portante. 5 enfants en bonne santé, dont l'un est mort d'une congestion pulmonaire à l'âge de 2 ans. Pas d'antécédents syphilitiques chez elle, ni chez son mari.

Six semaines avant son entrée, elle a eu des céphalées intenses et des vomissements occasionnels indépendants de son alimentation ; de suite le vertige s'est déclaré tellement intense que la marche fut impossible.

Les céphalées sont allées en progressant, se généralisèrent à toute la tête, les vomissements devenus plus fréquents et plus pénibles.

Etat actuel : La malade, bien nourrie, non anémique, (hémoglobine 90 % globules rouges 4.750.000). Pas de sensibilité du crâne à la percussion. L'œil droit a une protrusion congénitale avec cataracte (Pr. Deutshmann). L'œil gauche sans anomalie, mouvements oculaires intacts des deux côtés. La pupille gauche dilatée moyennement, réagit promptement à la lumière et à la convergence ; à gauche, un notable œdème de la papille avec quelques hémorragies, rétrécissement des vaisseaux à l'intérieur de la papille qui sont normaux en dehors de celle ci. Image d'œdème papillaire er régression (Pr. Deutshmann). Rien à noter dans le domaine des autres nerfs crâniens. La marche très peu chancelante et ébrieuse, de même la station debout est instable. A l'occlusion des yeux, pas d'augmentation à cet état. Pas d'anomalie aux extrémités à aucun point de vue.

Ponction lombaire : pression 280 millimètres, liquide clair, sans dépôt à la centrifugation.

L'examen du nez et des oreilles (Dr Thost) décèle un léger catarrhe chronique sans autre anomalie. Pas de fièvre, on prescrit un traitement mixte, pendant lequel la céphalée a diminué d'intensité et on a constaté la diminution progressive de l'œdème papillaire.

Après trois semaines, on pouvait considérer la marche comme normale, et après cinq semaines de son entrée, la malade pouvait partir dans un état objectif normal absolu et avec un état subjectif tout à fait normal. La marche était libre

et sûre, le vertige a cessé de même que les vomissements.
L'examen du fond d'œil (polyclinique des maladies des yeux)
a décelé que la papille gauche dans quelques endroits n'avait
pas une limite bien précise ; les vaisseaux de calibre normal ;
pas de pâleur pathologique.

Dès lors (j'ai examiné la malade la dernière fois il y a environ trois semaines), la malade est demeurée continuellement en
bon état.

OBSERVATION XL. (Cas V de Nonne, série 1904). —
rapportée dans le texte, page 57.

OBSERVATION XLI (cas VI de Nonne, s. 1904). — Durée de l'observ. 4 ans. — Christine K..., 20 ans, repasseuse,
entrée le 7-12-1899, sortie le 24-1-1900.

Antécédents héréditaires, rien à signaler.

Antécédents personnels, toujours bien portante, sauf quelques maladies d'enfance, bien réglée, n'a jamais eu de chlorose.
malade depuis 4 mois avant son entrée.

Début par un petit malaise qui pourtant l'a obligée à s'aliter;
elle a ensuite perdu connaissance, des convulsions cloniques
sont apparues sans morsure de la langue mais avec émission
urinaire et écumes dans la bouche. D'après les dires de la mère
ces crises débutaient par des contractions dans le membre supérieur droit, qui après la crise demeurait affaibli. Céphalée et
somnolence après les crises. Une seule fois après une crise, il y
eut vomissement. On ne relève aucune cause à ces crises : pas
de traumatisme crânien, pas d'autres traumatismes somatiques
ou psychiques. Aucune histoire de syphilis, ni par l'anamnèse,
ni par l'examen minutieux du corps entier, pas plus que pour
les parents.

Etat.— La malade est de bonne constitution et semble bien
portante, n'a pas de trace de chlorose. Hémoglobine plus que
100 p. 100 (méthode de Gowers) ; 5 millions de globules rouges
(au Thomas-Zeiss). Viscères normaux. Ni sucre, ni albumine
dans les urines et ce d'une façon continue. Pas de cicatrices,
nulle part sur la tête; particulièrement pas de stigmates syphilitiques.

L'état du système nerveux à tous les points de vue normal ; sensibilité à la percussion du crâne, légère dans la moitié gauche de la calotte. Les deux papilles sont rouges hyperhémiées par dilatation des capillaires, sans être œdématiées, les bords papillaires nets (Deutshmann) ; toutes les fonctions de l'œil sont normales ; champ visuel des deux côtés pour le blanc et pour les couleurs normal. Pas de stigmates objectifs de l'hystérie. Dans les deux premiers jours, la malade a eu 6 crises de petite durée, et dans les 5 jours suivants 9 crises toujours des mêmes caractères suivants : d'abord mouvements de contractions cloniques au niveau du membre supérieur droit, puis contraction tonique en extension, déviation de la tête à droite ; les contractions sous forme de secousses gagnent la moitié droite de la face, particulièrement au niveau du muscle orbiculaire de l'œil ; puis convulsions toniques du membre inférieur droit, puis des mouvements de toute la moitié droite du corps, comme si la malade poussait ou se défendait de ce côté ; tension des muscles grands droits de l'abdomen, enfin légères convulsions dans la moitié gauche du corps. Durée de la crise, une minute et demie. Pendant la crise, pas de morsure de la langue, pas d'émission urinaire.

Les pupilles réagissent faiblement à la lumière des deux côtés.

Les réflexes patellaires après la crise sont égaux des deux cotés. Il y a léger clonus achilléen. Réflexe conjonctival conservé des deux côtés.

La moitié gauche de la calotte, particulièrement la région des circonvolutions centrales, est un peu sensible à la percussion. La malade entend tout pendant la crise. Pas d'amnésie. Après la crise, elle a toute sa lucidité mais elle a de la céphalée. Tout de suite après la crise, le membre supérieur droit est un peu parétique, particulièrement le serrer de la main est affaibli ; mais cette parésie ne va pas jusqu'à la diminution notable de cette force. A noter particulièrement que les réflexes tendineux ne sont pas exagérés du côté droit, pas de trouble dans le sens de la position ou la stéréognosie. Pendant les 19 jours suivants, la malade, isolée, reste sans prendre de crises. Les papilles examinées souvent ont été d'abord hyperhémiques, ont eu les bords un peu flous sans œdème mensurable ; plus tard elles ont eu une vraie papillite considérable (Pr. Deutschmann et Dr.

Beselin). Petit à petit s'est développée une petite parésie du facial droit dont l'excitabilité électrique est restée intacte. Plus tard on a pu constater que les réflexes patellaires et achilléens du côté droit ont été plus vifs qu'à gauche, sans atteindre le clonus vrai patellaire et achilléen. Après le retour de la malade dans la salle commune, les crises réapparaissent ; le caractère jacksonien se fait plus typique : la crise commençait ou par des convulsions cloniques dans la région faciale droite pour passer ensuite sur les membres supérieur et inférieur du même côté, pour ensuite se généraliser à la moitié gauche du corps, ou par des contractions du pouce et de l'index de la main droite pour s'étendre à l'avant-bras et au bras droits. gagner le reste de la moitié droite puis toute la moitié gauche du corps. De temps à autre, le début des crises avait lieu par des contractions isolées dans la moitié droite de la face qui se généralisaient ensuite. D'autres fois elles étaient abortives, c'est-à-dire que les contractions se limitaient dans la moitié droite de la face. L'état de la conscience était variable; à côté de crises sans perte de connaissance, il y en avait avec obnubilation ou perte totale de connaissance.

Les pupilles, au début de la crise, réagissent ou normalement, ou avec quelque paresse et un peu de limitation.

D'autres fois, elles réagissent d'une façon minime.

Pas de morsure de langue ou d'émission d'urine.

Une seule ponction lombaire effectuée, ne donne pas de renseignements décisifs, les caractères du liquide céphalo-rachidien et sa pression étant normaux.

Un traitement mixte pendant quatre semaines fut appliqué sans amener aucun changement au tableau de la maladie. Le diagnostic porté était celui d'une tumeur (gliome gliosarcome ou tubercule au niveau des centres gauches de la motilité faciale dans l'écorce ou tangeante).

A la trépanation (Dr Kummell), au niveau du centre moteur de la face et du membre supérieur droits, on n'a ni sur la dure-mère, ni dans son épaisseur, ni sur la pie-mère, ni sur l'écorce même, d'anomalies. Seulement, une *légère hypérémie.*

Nonne n'a pas laissé faire une ponction exploratrice, parce que, a-t-il pensé, il n'y a pas de données pour reconnaître une tumeur intra-cérébrale opérable totalement et que l'on pouvait s'attendre à des crises beaucoup plus graves après la ponction. Ainsi on s'est arrêté à un traitement symptomatique.

Les suites de l'intervention furent normales.

La malade a passé alors dans mon service, où je l'ai ensuite observée pendant trois semaines.

Les crises ne sont plus revenues après l'opération. L'état objectif des viscères, comme l'état des urines, demeura comme auparavant absolument normal.

Du côté du système nerveux, trois points à retenir :

1° La région droite de la face semblait être, dans l'état de repos, moins innervée qu'à gauche :

2° Les réflexes plantaires étaient un peu plus faibles et les réflexes tendineux, patellaires et achilléens un peu plus vifs à droite qu'à gauche ;

3° A l'ophtalmoscope (Pr. Deutschmann) : à gauche, hypérémie de la papille et une légère rétinite dans son voisinage, mais essentiellement plus légère qu'avant l'opération.

Le 30 mars 1900, la malade est sortie sans aucun malaise subjectif. Elle n'avait depuis six semaines aucune crise.

Le Dr Asche a donné les renseignements suivants : Onze mois après sa sortie de l'hôpital, la malade a eu à souffrir de convulsions cloniques plus accusées dans une moitié du corps, pour lesquelles le traitement au bromure restait sans succès, et ces crises sont survenues sans cause et ne cédaient pas au bromure.

Il n'y a pas longtemps, j'ai reçu de nouveau des nouvelles de la part du médecin qui me dit que la malade, depuis la dernière crise, restait en bon état, que, dans le courant de la dernière année, avait eu deux crises de convulsions légères ; elle travaille activement, n'ayant plus de céphalée et dans un état intellectuel parfait. Mais elle est facilement irritable psychiquement. Elle n'a pas présenté de traces d'hystérie.

OBSERVATION XLII (Cas VII de Nonne, s. 1904). — Durée de l'observation : trois ans.

Jean G. ., cocher, 20 ans, entré le 6-5 1901, sorti le 2-7 de la même année. Parents bien portants. Sauf quelques maladies d'enfance, était toujours bien portant et travaillait normalement. Jamais maladie du nez ou de l'oreille. Pas d'alcoolisme.

Pas de traumatisme de la tête. Avant le début de la maladie actuelle, le malade était en parfaite santé. Pas de syphilis par l'anamnèse minutieuse. Il est entré, parce que depuis quatre semaines une paralysie s'installait graduellement dans son bras gauche.

Au début sont apparues de légères céphalées, plus accusées dans la suite, avec de temps à autre du vertige ; quelquefois, vomissements sans cause appréciable. Depuis deux jours la jambe gauche a commencé à s'affaiblir et depuis trois semaines sa mémoire va en diminuant ; il se rend compte qu'il a une mémoire très faible.

Etat : de bonne santé, non anémique, le regard fixe et l'aspect général d'un neuropathe. Il est lucide, s'oriente normalement. Les viscères en bon état. Pouls fort, régulier et égal (68 à la minute) ; tous les signes de méningite font défaut. Nez, oreilles libres. Ni albumine ni sucre dans l'urine. Pas de fièvre. Aucun stigmate de syphilis. Il a une parésie dans toutes les branches du facial gauche, plus accusée dans le domaine du facial inférieur. Légère lagophtalmie à gauche ; légère parésie de l'extrémité supérieure gauche qui, au point distal, va jusqu'à la paralysie, le caractère des mouvements de l'épaule et du coude sont brusques. Les réflexes tendineux et périostiques dans l'extrémité supérieure gauche sont plus vifs qu'à droite ; une hypoesthésie légère mais nette, pour le tact et la douleur ; le sens de la position dans les doigts vague. Malgré que l'examen du malade étendu au lit ne décèle rien au niveau du membre inférieur gauche au point de vue de la motilité et de la sensibilité par comparaison au côté droit, le malade, dans la marche, traînait un peu la jambe gauche comme si elle était parétique ; pas d'ataxie ; les sphincters sont normaux. Pas de sensibilité à la percussion de la calotte. La colonne vertébrale est normale. Les pupilles mydriatiques des deux côtés, égales, réagissant normalement des deux côtés à la lumière et à la convergence. A l'ophtalmoscope, œdème papillaire net des deux côtés, avec nombreuses petites hémorragies.

Le soir du même jour le malade est un peu somnolent : il ne reconnait plus le médecin qui l'a examiné à midi. De temps à autre, il est désorienté ; il calcule très mal ; toutes les fonctions intellectuelles sont très lourdes et empêchées ; il bâille souvent. Pas de fièvre ni maintenant ni plus tard.

Pendant les deux jours suivants l'état demeure le même. Une ponction spinale démontre une pression forte (420 millimètres), le liquide céphalo-rachidien clair comme l'eau, stérile à l'examen bactériologique; dans le dépôt de centrifugation, très légère leucocytose, rien autre. Le pouls bat à environ 68 et reste régulier. De temps à autre, vomissements.

Dans les trois jours suivants, les vomissements sont survenus tous les jours, le malade reste toujours somnolent et se plaint de céphalées qu'on peut soulager par des piqûres de morphine. L'œdème papillaire constaté par M. le Professeur Deutschmann est retrouvé avancé. Réactions pupillaires devenues paresseuses et un peu limitées. Les mouvements oculaires intacts.

La calotte est devenue maintenant à peine plus sensible à droite qu'à gauche.

La parésie de l'extrémité supérieure gauche est devenue paralysie complète; l'extrémité inférieure gauche est devenue très parétique avec clonus, très nets patellaires et pédieux, la sensibilité de l'extrémité supérieure gauche a cessé à peu près pour tous les différents sens, sur le membre inférieur gauche elle est très diminuée. Pas d'aphasie ni motrice, ni sensorielle, ni optique.

Le malade présente ainsi un tableau formé de somnolence, de céphalée lourde, de vomissements, d'hémiparalysie motrice et sensitive, d'œdème de la papille avec hémorragie.

On administre un traitement mixte : (frictions Hg + I K).

Après trois jours, la sensibilité a commencé petit à petit à s'éclaircir, les céphalées ont diminué. On peut constater actuellement qu'il n'y a ni ataxie, ni hémianopsie.

Six jours après, l'état général va toujours en s'améliorant, l'appétit bon, sensibilité libre, légère céphalée, pas de vomissements, œdème de la papille en régression et la motilité dans le domaine du facial et dans les extrémités est en train de s'améliorer, réflexes tendineux et périostiques encore accentués, réflexe plantaire à gauche encore plus faible qu'à droite. Malgré que les autres troubles de la sensibilité sont en régression, le sens pour la position reste toujours éteint. L'amélioration a été de plus en plus progressive durant les semaines suivantes. Le malade a commencé à marcher et la parésie dans

la main gauche a disparu progressivement, aussi régression de
l'œdème de la papille. Quatre semaines après son entrée, le
malade est à même de marcher, les céphalées ont complètement cessé depuis une semaine, plus rien à constater de la
paralysie dans la jambe et le pied gauches; dans l'extrémité
supérieure gauche existe encore une parésie du mouvement de
la main et des doigts, alors qu'ils sont normaux dans le bras et
dans l'avant-bras. Les sens pour le tact très fin et pour la
position sont encore un peu troublés.

Tout à fait à la fin, c'est-à dire trois semaines plus tard, les
sens de la position et de la stéréognosie pouvaient être considérés comme rétablis.

Le 2 juillet, c'est-à-dire deux mois après son entrée, le
malade pouvait être considéré subjectivement comme normal.
Objectivement on pouvait seulement constater une faiblesse
légère dans le facial gauche et une légère exagération des
réflexes périostique et tendineux dans les extrémités gauches.
Fond d'œil normal, le malade sort.

Je l'ai revu encore quatre fois. La dernière, c'était l'année
passée. Il a travaillé sans cesse depuis sa sortie et ne s'est
jamais plus plaint de ses nerfs ni d'autres troubles Peu après
sa sortie, il était examiné par Beselin, qui a constaté simplement une légère soudure des bords de la papille et quelques
veines plus tortueuses que normalement. Deux mois plus tard,
Beselin constata la même chose, qu'il explique comme reliquat
de l'œdème papilllaire antérieur. Acuité et champ visuels
des deux côtés normaux.

Lors de mon dernier examen, les tout derniers résidus de
son état grave antérieur du fond d'œil n'étaient plus décelables.
Déjà trois ans se sont écoulés depuis la maladie. De suite après
mon dernier examen, le malade est parti pour Hamburg et
notamment pour Stargard. Je me suis adressé à lui par lettre
et la réponse dit qu'il se porte bien, que son état général est
bon et qu'il est à même de bien travailller.

OBSERVATION XLIII (Cas VIII, de NONNE, s. 1904). —
Durée : 2 ans 1/2..

L'ouvrier Wilhelm D..., 18 ans, entré le 2-9-1901, sorti le
2-12-1901. Parents bien portants. 8 sœurs et frères qui, sauf

quelques légères maladies d'enfance, n'ont jamais été sérieusement malades et toujours bien nourris.

A l'examen et à l'anamnèse, pas traces de syphilis.

Un jour, pendant son travail, sans raison appréciable, il est pris de céphalée bitemporale pongitive, avec douleurs oculaires. Pas de troubles de la vision, mais seulement photophobie à la lumière de la lampe. A cause de ces douleurs, il n'est pas allé le lendemain à son travail. Les douleurs s'accrurent graduellement, en même temps qu'apparaît du vertige. Il cesse alors son travail pendant une semaine et demie, recommence ensuite, parce que les douleurs sont moins fortes et reprend ainsi son travail pendant cinq jours. Le matin du sixième jour, il constate soudain que la commissure labiale gauche se dévie à gauche et laisse couler la salive ; en même temps, vertige et sensation de voile tendu devant les yeux, secousses convulsives de la main gauche qui laissent tomber les instruments de travail tenus de cette main ; lui-même aurait pu tomber s'il n'était soutenu à ce moment par ses camarades. Pendant quelques minutes, il n'a pu parler.

Après cela, il peut rentrer chez lui tout seul, après avoir fait un chemin de vingt minutes à pied. Il n'a pas eu de vomissements.

Les jours suivants, diplopie, et ses parents ont constaté qu'il louchait.

A l'examen, on constate : Bien nourri. Pas d'anémie. Viscères absolument normaux, ni sucre ni albumine dans l'urine. Il a l'air stupide ; il louche. Parésie externe de l'œil droit ; œdème très fort de la papille, bilatéral (Deutschmann). Aucun stigmate de syphilis, les mouvements de la tête libres, la calotte nulle part sensible à la percussion. Les pupilles, moyennement dilatées et égales, réagissent promptement à la lumière et à la convergence. Pas de troubles de la parole. Pas de parésie dans le domaine du facial. La langue est tirée et se meut normalement. Voile du palais intact, de même les fonctions sensorielles. Déglutition et mastication bonnes. Station debout et démarche, même les yeux clos, normales. Pas de troubles moteurs ni sensitifs aux membres. Les réflexes plantaires, crémastériens et abdominaux affaiblis à gauche. Réflexes patellaire et achilléen, de même les réflexes tendineux et périostiques notablement plus exagérés à gauche qu'à droite, un peu de clonus patellaire et achilléen à gauche. Babinski à gauche positif, négatif à droite. Ponction lombaire faite les jours suivants donne une pression de 280 millièmes. L'examen microscopique du dépôt de centrifugation donne résultat négatif.

On prescrit un traitement mixte (friction et I K.)

Pendant les 14 jours suivants, on a constaté encore souvent des céphalées et vomissements par intervalles. Le malade est apathique. Le pouls est souvent lent (58-64). L'œdème papillaire progresse encore quelque peu. Des hémorragies multiples dans le fond d'œil apparaissent graduellement.

Après quatre semaines, la proéminence de la papille qui était appréciée le 29-12-1901 à 5-6 dioptries,, est actuellement de 1 et au maximum 2 D. Le reste du fond d'œil est normal. L'acuité visuelle des deux côtés, 6/6 ; champ visuel des deux côtés, normal. L'équilibre des muscles oculaires est rétabli. Subjectivement, l'état du malade peut être considéré comme normal, seulement, dès la fin du deuxième mois, quand les vomissements et les céphalées ont cessé.

A la fin du troisième mois, à sa sortie, l'œdème de la papille (Deutschmann) est encore notable. Les troubles fonctionnels de l'œil, diminution du champ visuel, ne sont pas à noter. L'état des réflexes tendineux cutanés est encore pathologique. Le malade a continuellement été apyrétique. Il reprend alors son travail. Je le vis une fois 4 semaines après sa sortie, une deuxième fois trois mois plus tard, et enfin une troisième fois, la dernière, il y a quatre semaines, c'est-à-dire deux ans après sa sortie. Il est resté tout le temps sans aucun signe subjectif.

Lors des deux examens de fin décembre 1901 et de fin février 1902, j'ai constaté encore une légère exagération des réflexes patellaire et achilléen à gauche.

Le 26-2-1902, le médecin assistant du service des maladies des yeux a constaté qu'à droite le bord papillaire, à l'image droite, du côté externe, avait la netteté normale. Du côté nasal, il y avait encore des adhérences notables.

A mon dernier examen, il y a quatre semaines, je n'ai trouvé aucune anomalie, c'est-à-dire que l'état des réflexes cutanés et tendineux est normal au niveau des membres gauches. Le fond d'œil ne laisse plus constater aucune anomalie.

OBSERVATION XLIV (Cas I de Nonne, série 1905). — Il y a dix-huit mois, chez un jeune homme de 26 ans, dont on ne connait rien à noter au point de vue antécédent syphilitique. Le malade s'est présenté il y a dix-huit mois avec une forte céphalée, vomissements de temps à autres, hémiparesthésie et hémiparésie à gauche. A l'entrée, on constate à côté de l'hémiparésie gauche, avec exagération des réflexes tendineux et diminution des réflexes cutanés, un ralentissement variable du pouls, léger œdème névritique des deux nerfs optiques. Pas de troubles de la sensibilité. Tête pas sensible à la percussion. Pupilles réagissent normalement. Parole normale. En dehors d'une légère faiblesse du facial gauche (de caractère cérébral), le domaine des nerfs crâniens se trouve indemne. Sensorium et psychisme indemnes. A la suite d'une cure de frictions, pas d'amélioration. Après traitement qui a duré quatre semaines, le malade sort sans changement dans son état subjectif ou objectif.

Il entre de nouveau après six mois, parce que l'hémiparésie est devenue plus intense, la paresthésie unilatérale est devenue plus pénible et s'est ajoutée une diplopie. L'état objectif est toujours le même, sauf que l'œdème papillaire a un peu augmenté et s'est installée une paralysie de l'abducens gauche. Comme dans son premier séjour, tous les signes d'excitation motrice étaient absents, jamais fièvre, et comme dans son premier séjour, les viscères ainsi que les urines sont demeurés normaux à des examens multiples et minutieux. De même pour le nez, les oreilles examinés par des spécialistes. Un traitement mixte répété, reste de nouveau sans résultat. Après six semaines le malade sort. Cinq mois après le malade se présente tout à fait guéri, sans aucun traitement suivi dans ce laps de temps. L'état objectif était tout à fait normal spécialement. Le caractère cérébral des réflexes tendineux et cutanés ne peut plus être constaté ; de même le fond d'œil (contrôle fait par Dʳ Beselin) est tout à fait normal.

OBSERVATION XLV (Cas II de Nonne, série 1905). — Un ouvrier de 30 ans, chez lequel on ne peut s'arrêter à une étiologie quelconque, tombe spontanément malade avec des céphalées, vomissements, torpeur, le tout en progression graduelle. Il s'ajoute à cela : paresthésie dans les membres gauches. A l'hôpital on trouve de l'hémiparésie correspondante à gauche et de l'hyperesthésie de la moitié gauche du corps pour tous les modes. L'hémiparésie motrice avait un caractère cérébral organique. Les papilles étaient normales. Pression spinale un peu exagérée (250 mm. eau). La torpeur augmente au début d'un traitement mixte Hg. + I, ainsi que la céphalée. Avec cela on constate une parésie de l'abducens gauche. Après quatorze jours, une amélioration se manifeste, laquelle progresse jusqu'à la guérison à la fin d'un traitement de quatre semaines. Il y a actuellement dix mois depuis cette maladie. Le malade a depuis travaillé sans interruption, il s'est bien porté tout le temps. Objectivement, il ne reste plus à noter qu'une légère augmentation des réflexes tendineux à gauche sans aller jusqu'à un degré pathologique.

OBSERVATION XLVI (Cas II de Hoppe). — En observation : 13 ans 1/2.

Kate-E. Buffalo fut d'abord examinée par moi le 30 déc. 1892.

Histoire de la famille : Père vivant et bien portant, mère morte de tuberculose pulmonaire. Elle a deux sœurs et un frère qui se portent bien.

Histoire négative de la famille collatérale.

Les troubles actuels commencèrent en 1888, il y a quatre ans; préalablement elle a eu des attaques typiques de migraine ou qui furent supposées telles, maux de tête, vomissements et prostration générale, l'attaque durant vingt-quatre heures ordinairement. Depuis le début du trouble actuel elle n'a pas eu de céphalées.

Les troubles commencèrent par de la difficulté à voir et à entendre. Cette dernière se manifesta pour elle par une surdité croissante qui commença quatre ans auparavant.

La menstruation, d'abord régulière, avait cessé depuis dix mois.

La vue avait graduellement diminué de l'œil droit jusqu'à ce que la malade fut incapable de voir, durant ces trois dernières années. La rotation de la tête à gauche cause de la douleur dans la tête et sous les oreilles, le regard vers le haut provoque également une douleur dans la tête.

Elle a eu des vertiges et des vomissements pendant ces trois dernières années.

La somnolence est très marquée ; la malade est endormie, dort souvent pendant le jour, dort profondément la nuit. Jamais de perte de connaissance, attaques fréquentes de titubation avec vertiges. Elle a été sourde de l'oreille droite pendant trois ans.

Depuis un an il est à noter qu'elle ne peut pas tourner l'œil droit en dehors ; dernièrement elle a eu des maux de tête quotidiens.

Examen physique. — Bon état mental. Expression bonne. Vision de l'œil droit : 0,7 ; de l'œil gauche : 1. Les pupilles sont également ouvertes et sensibles à la lumière. Névrite optique bilatérale, étranglement papillaire, impossibilité de fermer complètement l'œil droit. Parésie marquée de l'abducens droit, légère faiblesse de l'abducens gauche.

Pas de sensibilité crânienne à la percussion. La tête tourne à gauche, la figure est inclinée à gauche ; le corps entier est incliné vers la gauche.

Parésie du côté droit de la face. La langue est tirée normale. Aucun trouble de la sensibilité nulle part.

Bras normaux ; aux jambes la force musculaire et les réflexes sont normaux. Ataxie statique marquée ; la malade ne peut pas se tenir debout sur le pied droit, les yeux fermés ; il lui est très difficile de se tenir sur le pied gauche. Elle chancelle à gauche lorsqu'elle marche.

Examen du Dr Ayres. — Œil droit, vision 0,7. Œil gauche, vision 1. L'oreille droite entend les sons hauts à deux pouces ; l'oreille gauche entend normalement. Forts bourdonnements. La papille droite présente une masse arrondie qui surplombe son bord et le rend flou. Les veines sont larges, les artères sont obscurcies par l'œdème. La papille gauche est énorme. Pas d'hémorragie de la rétine.

La malade fut soumise à un traitement au K I et retourna chez elle en janvier 1893.

Elle se porta bien durant une année (voyez lettres). Elle eut un accès de fièvre en février 1891 et en mai 1891.

Elle redevint très malade, avec des maux de tête, et retourna à Cincinnati en juin 1891.

Examen de juin 1894. — Paralysie du droit externe de l'œil droit. Vue : œil droit, 0,2 ; œil gauche, 1. Grande difficulté pour la marche, ne peut marcher seule, titube, et tombe à gauche. Elle a une grande douleur du côté gauche de la tête venant de l'oreille gauche ; il n'y a pas d'affection mastoïdienne évidente. Elle éprouve une grande douleur dans la région occipitale gauche.

Dans une lettre datée du 9 mars 1906 la malade écrit qu'elle est entièrement rétablie ; elle est forte, bien portante et capable de faire elle-même le travail de la maison pour son père. Il lui resta seulement quelques défectuosités de la vue à l'œil droit et une paralysie partielle du droit externe de l'œil droit. Pour la guérison de cette dernière, elle a subi une ténotomie qui fut totalement réussie, supprimant le strabisme qu'elle avait depuis 1894.

En faisant la critique de ce cas en 1894, nous avons pensé à quelque processus cérébral à son début, graduellement croissant d'intensité, comprimant graduellement le contenu crânien, produisant de la céphalée, du vertige, des vomissements, de la somnolence, la stase papillaire comme manifestation générale d'une tumeur cérébrale et l'amblyopie de l'œil droit, la parésie de l'abducens droit, la parésie du facial gauche, la titubation typique avec chute à gauche et l'ataxie statique spécialement à la station debout sur le pied gauche.

Un diagnostic de tumeur cérébelleuse fut certainement justifié, considérant le début lent et graduel chez une fille robuste et pleine de santé et l'absence de tout signe de tuberculose ou de foyer de suppuration qui aurait pu produire un abcès cérébelleux. (L'otorrhée n'a pas dû se développer moins de cinq ans après le début des premiers symptômes cérébraux).

OBSERVATION XLVII (Cas III, de Hoppe). — En observation depuis deux ans. Envoyé par le D' George Town Ky, 22 août 1894.

J.-W.-B. Walé, fermier, 47 ans, marié, 4 enfants bien

portants. Il nie toute maladie vénérienne. Il a toujours été bien portant et a travaillé fortement. Pendant les quatre ou cinq dernières années, il a eu des maux d'estomac assez fréquents, avec accès de vomissements. Pas d'éthylisme. A eu de violents maux de tête dans la région occipitale pendant 4 mois. Il a eu deux attaques, de violents vertiges dans lesquels il est tombé sur le sol, avec perte momentanée de la mémoire et de la connaissance.

Il a souvent eu de la diplopie. Il ne peut pas reconnaitre les objets à 100 mètres de distance. Est incapable de lire les caractères ordinaires, vomit fréquemment, a de fréquentes attaques de titubation, comme s'il était ivre.

Examen. — Expression lourde de la face, avec hébétude. Intelligence et mémoire bonnes. Pupilles égales et sensibles à la lumière. Muscles externes de l'œil normaux. Réflexes, tous normaux. L'examen des autres parties est négatif.

Résumé. — Maux de tête pendant quatre mois, vomissements, violents vertiges, avec perte momentanée de la connaissance. Titubation, diplopie, grande diminution de la vision et étranglement papillaire bilatéral.

Diagnostic. — Probablement, tumeur cérébelleuse.

Le malade, qui n'avait pas été examiné depuis vingt mois, est examiné le 1ᵉʳ mai 1906 ; il s'est graduellement amélioré pendant les huit dernières semaines. mais il ne fit pas de progrès depuis 6 mois. Les maux de tête ont disparu. Il a toujours des attaques de vertige, titubation très faible en comparaison des premiers temps. La diplopie existe toujours ; les objets sont vus côte à côte. Le malade peut lire les gros caractères.

Examen. — État mental brillant. Se considère lui-même comme bien portant. A travaillé un peu pendant ce printemps. Pupilles égales et sensibles à la lumière. Légère atrophie du nerf optique gauche ; le droit semble normal. Le réflexe rotulien droit a diminué ; le gauche est normal. L'examen des autres parties est négatif.

Le malade a pris de l'iode sous quelques formes pendant tout ce temps. Il semble que ce cas, malgré un léger doute, appartienne à la même catégorie que les deux autres.

OBSERVATION XLVIII (Cas I de Nonne, 1907, p. 339). — Wilhelm R..., droguiste, 27 ans, d'une famille bien portante, était jusqu'à présent, excepté une rougeole, en bonne santé ; pas d'alcoolisme, pas de syphilis, pas de maladie d'oreille, ni de nez.

Le 20-1-06, à midi, le malade ressent sur les bouts des doigts de la main gauche des fourmillements et de l'engourdissement. Le lendemain, il a la même sensation dans les orteils ; dans les deux jours suivants, la sensation gagne toute la partie gauche du corps et reste ainsi jusqu'à présent.

Le 23-1. — Le malade rentre dans la clinique du Dr Gerstein, où on lui applique le traitement électrique, sans qu'il y ait une amélioration.

Le malade ressent des faiblesses et une inhabileté dans la jambe gauche et dans le bras gauche, la marche est devenue incertaine.

Trois ou quatre jours après l'apparition du fourmillement, le malade sent une légère scintillation devant les yeux, qui fut reconnue, après un examen, être une diplopie. Jusqu'à présent, diplopie constante, surtout pendant le regard en bas et à droite. Trois jours après le début de la maladie, il ressent des céphalées violentes sus-orbitaire et temporale droite.

Jusqu'à présent, pas de vomissement ni de nausée, l'appétit est bon. Réservoirs intacts. Le patient a été examiné par deux neurologistes et tous les deux ont fait le diagnostic de « maladie organique du cerveau » (« tumeur cérébrale » ?)

Etat présent : Jeune homme de teint un peu pâle, bien nourri. Léger habitus neuropathique. Les réflexes conjonctival et cornéen sont faibles des deux côtés. Réflexe pharyngien normal. Réflexe à la convergence de l'œil droit semble être limité. Au regard à droite, l'œil droit ne suit pas complètement et il y a diplopie avec images homologues qui au regard éloigné se séparent l'une de l'autre. Aussi il voit double au regard à droite et en bas et les images restent l'une au-dessus de l'autre. Au regard à gauche, etc., pas de diplopie. Léger nystagmus dans les positions terminales. Les pupilles à droite=G, rondes, dilatées normalement, réagissent directement et indirectement, promptement et complètement à gauche et K Fond d'œil : Les veines paraissent un peu dilatées de deux côtés et remplies un peu plus que normalement, pas de proéminence de la papille. Le champ visuel n'est pas essentiellement rétréci. La membrane du tympan est normale des deux côtés. L'ouïe est normale également de deux côtés. La langue tirée droite ne tremble pas. Les organes thoraciques et abdominaux sont normaux. L'urine sans albumine ni sucre. A l'examen rigoureux, pas de stigmates de syphilis.

Extrémités : La musculature bien développée, force brute normale de deux côtés. Réflexe rotulien un peu vif de deux côtés, pas de clonus. Les réflexes achilléens sont normaux de deux côtés. Babinski, Oppenheim des deux côtés négatif, les réflexes abdominaux sont absents de deux côtés.

Pas d'ataxie des jambes, légère ataxie de la main gauche qui a également des troubles de la stéréognosie, les autres modes ds sensibilité ne sont pas troublés.

Le 12-11. — Refuse de se laisser faire des frictions mercurielles et sort de l'hôpital.

Une semaine après, le malade retourne, tourmenté par l'hémi-paresthésie gauche et par la diplopie. Le résultat de l'examen objectif ne s'est pas changé pendant ce temps. Institution d'un traitement de friction à 4 gr. et I K.

Le 27-2. — Ce matin, diplopie dans le regard à gauche. L'examen des yeux (service des yeux du docteur Totor) donne: examen ophtalmoscopique normal, réactions des pupilles normales, le regard en haut et en bas est libre. Regard à gauche : à droite — tout à fait impossible, à gauche — limité et en même temps secousses nystagmiques; l'Abducens droit est parétique. La convergence est conservée aussi à droite, mais un peu plus faiblement : donc paralysie associée du regard d'un côté. Au regard à droite, images doubles homologues, qui s'éloignent l'une de l'autre. Au regard à gauche, d'abord, images doubles en croix, et ensuite, *l'œil gauche seul* peut voir.

Le 1-3. — La ponction lombaire donne 250 mm. de pression, liquide clair, sans lymphocytose.

Le 6-3. — Alors que la paralysie du regard d'un côté de l'œil droit persistait, le bulbe droit *suit* aujourd'hui le doigt vers le dehors, et à gauche, au-dessus de la ligne médiane.

Convergence normale.

Le 22-3. — Au regard à gauche le bulbe droit suit à présent normalement. Pas de diplopie. Au regard fort à droite, image doubles homologues d'une égale hauteur qui s'éloignent l'une de l'autre (donc, encore légère parésie de l'abducens droit). Le nerf trochléaire est indemne de deux côtés. Examen ophtalmoscopique invariable, les veines sont un peu tortueuses et dilatées. Les limites papillaires sont, de deux côtés, légèrement floues. Pas de proéminence.

Le 27-3. — État général meilleur. Le malade dit qu'il sent encore, légèrement, des fourmillements dans la main gauche, c'est tout. Les céphalées sont très rares. La diplopie homologue n'est qu'au regard latéral à droite, donc l'abducens droit est encore faible, les autres muscles de l'œil se meuvent librement. Examen ophtalmoscopique normal de deux côtés. Les réflexes : les réflexes des biceps, triceps et de l'avant-bras sont normaux de deux côtés, le réflexe rotulien un peu vif des deux côtés, d == g, pas de clonus. Les réflexes achilléens normaux des deux côtés, pas de clonus. Pas d'ataxie aux genoux (kniethackenversuch) de deux côtés. Pas de Babinski des deux côtés, ni Oppenheim. Les réflexes abdominaux et crémastériens normaux des deux côtés. Dans le membre gauche supérieur, plus d'ataxie, plus de troubles de stéréognosie de la main gauche. Force brute — des membres supérieurs et inférieurs de deux côtés — normale Dynamomètre : à droite = 100; à gauche = 90. Le malade est guéri et part de l'Hôpital.

Le 15-4-06. — R... se présente de nouveau. Il a bonne mine et dit ne pas avoir de céphalées, ni de vertige. Des fois il a des fourmillements et engourdissement ainsi qu'une faiblesse du bras gauche et de la jambe gauche, surtout au niveau du genou, ainsi qu'au côté gauche de la poitrine au-dessous des côtes. Accidentellement il a des « agitations intérieures ». Au regard fort, à droite, il voit encore double. À la position terminale du bulbe, légères secousses nystagmiques. Des fois, surtout à la lumière blanche, vision de taches noires. À l'examen ophtalmoscopique : la papille gauche, normale; à droite, les limites ne sont pas encore assez nettes, mais les veines ne sont plus tortueuses.

Le 24-5-06. — R.. s'est de nouveau présenté. État général, bon; le reste idem.

Le 10-8-07. — Le patient se porte très bien; le fond d'œil est, sous tous les rapports, normal. Au dernier examen précis, l'état ancien est absolument normal.

OBSERVATION XLIX (Cas II de Nonne, série 1907, p. 342). — Wilhelm Fr., 30 ans, garçon d'auberge, entre le 12-4-04. Pas d'antécédents héréditaires. Il a eu dans son enfance une légère diphtérie ; à 28 ans il a eu une typhlite et s'est fait enlever l'appendice. Pas le moindre signe de syphilis, pas d'alcoolisme, pas d'abus de tabac; il n'a jamais eu de maladies du nez ou des oreilles. Il a fait son service militaire.

Depuis quelques semaines — sans cause (traumatisme, émotion, infection, intoxication) — le malade souffrait de *surdité* dans la moitié droite de la tête; pas de nausées, ni vomissements, ni vertige. Sur une paresthésie apparut progressivement une faiblesse des membres gauches.

Au point de vue objectif on trouvait, — avec des organes internes tout à fait normaux (urine, sans albumine ni sucre) et un manque de tout signe de syphilis, — une parésie des membres gauches ; les réflexes tendineux étaient plus forts à droite qu'à gauche, les réflexes de la peau étaient normaux et semblables des deux côtés. Au point de vue de la sensibilité aux membres gauches, supérieurs et inférieurs, une diminution du sens de localisation et du sens stéréognostique. Aux nerfs crâniens on trouvait une légère parésie de l'abducens droit. Fond d'œil normal.

Le malade fut traité par des frictions 20 Hg à 4,0 et il guérit complètement dans l'espace de cinq semaines.

A la sortie, à l'examen, le malade était normal sous tous les rapports. Quatre mois après le malade est entièrement normal au point de vue subjectif et objectif.

Onze mois plus tard on rapporte que le malade souffre de nouveau de fourmillements dans les extrémités digitales gauches et dans les reins; il aurait, en outre, des troubles dans l'œil gauche. Le malade rentre et voici ce que l'on note alors : Le malade n'a pas souffert entre temps de céphalées, ni de vertige. Il y a trois semaines apparut progressivement, sans céphalée, une démarche chancelante, avec prédominance vers la gauche; aussitôt après — ou peut-être en même temps —

survint de la diplopie et de lui-même il ferme son œil gauche ;
plus tard, il eut des fourmillements dans les doigts de la main
gauche et à la plante du pied gauche. L'état général n'était cependant pas troublé. Comme son état ne s'améliorait pas, il
suit le 27-4 le traitement et les soins du Dr Trömner, qui le fait
rentrer à présent à l'hôpital.

Actuellement le malade se plaint de diplopie, de fourmillements et de bourdonnements (sängeln) dans la main gauche
et dans le pied gauche, de démarche chancelante, quoique tout
cela s'est un peu amélioré.

État présent : Homme faible, modérément nourri. Pas
de syphilis. Dans la région du cœcum, cicatrice de lapara-
tomie ; la tête à droite n'est pas sensible à la percussion.
Les organes internes, de même que les urines — normaux.
Pupilles égales, toutes les deux réagissent d'une façon notablement limitée et paresseuses à la lumière et à la convergence.
Les mouvements oculaires droits, libres ; dans les attitudes
extrêmes, nystagmus ; à gauche il y a une parésie considérable
du droit interne, le mouvement du bulbe vers le haut et vers
le bas est limité ; seul l'abducens fonctionne normalement.
Faiblesse du muscle rélèveur de la paupière gauche. Fond
d'œil normal des deux côtés. Territoire facial : Au repos un
peu flasque, d'ailleurs également bien innervé de deux côtés.
Examen des oreilles normal des deux côtés. La langue est tirée
normale   nt, pas de tremblement, la bouche et pharynx (sans
anomalie) o. B. La parole n'est pas altérée, pas du type hésitant, pas de vice de l'articulation (des syllabes) et ce n'est que
dans les mots difficiles qu'apparaît de temps en temps un très
léger trouble dans le premier sens.

Organes de la poitrine et de l'abdomen entièrement normaux.
Réflexes : rotulien fort, g. > d., pas de clonus ; achilléen fort,
g. = d., pas de clonus. Babinski et Oppenheim, négatifs.
Réflexes : plantaires d. = g., + ; crémastériens +, d. > g. ;
abdominal d. + ; g. —. Réflexes des membres supérieurs :
d = g et pas particulièrement vifs ; cornéen et pharyngien =, +.
Force motrice d. = g. ; pas de parésie dans les membres.
Pas de spasmes. Sensibilité : pas de troubles, les sensations
de repos et de mouvement sont normales. Pas de tremblements
intentionnels. Pas d'ataxie. Romberg +, titubation vers la

gauche. Si l'on ferme l'œil gauche du malade, la titubation augmente. Pas de troubles psychiques saillants. Le malade est vif, un peu euphorique. Pas de défauts d'intelligence. Le malade calcule tout à fait bien. La faculté d'observer n'est pas notablement troublée, pas de rire ou de pleurer impulsifs.

Le 13-5. Même état général. Ponction spinale : pas de lymphocytose.

Le 27-5. L'état s'améliore : la parésie des muscles de l'œil gauche est moindre, cependant le malade se plaint encore beaucoup de troubles de la vue par diplopie, aussitôt qu'il écarte les paupières de l'œil gauche. Céphalées moindres qu'auparavant.

Dans les épaules et parfois dans les reins une pesanteur qui est plus désagréable que douloureuse.

Le malade augmente lentement de poids.

Le 3-6. Le matin au lever il voyait tout simple, un quart d'heure après la diplopie commence de nouveau. En général le malade se sent mieux. La sensibilité n'est pas troublée. La langue est droite, allongée sans tremblement, non chargée, humide. Odorat, goût, ouïe normaux des deux côtés. Les réflexes pharyngiens existent. Le réflexe conjonctival est faible. La tête n'est pas sensible à la percussion. La paupière supérieure gauche est presque complètement relevée. Les mouvements des yeux sont libres dans toutes les directions, seul le muscle droit inférieur gauche est encore légèrement parésié. Dans les attitudes extrêmes, des contractions nystagmuformes.

Pas de Romberg. Membres normaux sous tous les rapports. Le malade est libéré guéri sans aucun trouble subjectif. Le malade reste très bien portant jusqu'en novembre 1906, c'est-à-dire seize mois ; cependant il était inapte aux lourds travaux de la campagne. Alors il tomba de nouveau malade à la fin octobre 1906, avec vomissements, et cela tout à fait subitement sans signes précurseurs ; il vomit pendant sept jours, jour et nuit ; pas de paralysie, pas de convulsions, pas de céphalée.

Après une cure de frictions à la campagne ordonnée par le médecin de la famille, il a environ trois semaines après, une nouvelle crise. Le malade resta alors sans aucun trouble subjectif pendant sept mois, et au point de vue objectif il ne présentait aucune anomalie remarquable. Il tomba alors malade au bout de sept mois, cette fois pas d'une façon aigue, mais progressive sans céphalées, sans vertige, sans vomissements. Il avait bon appétit, dormait bien, allait bien à la selle. Peu à peu la faculté de la marche et de la station debout diminua. A cela s'ajouta en outre l'amblyopie ; l'intérêt et les forces intellectuelles diminuèrent un peu. Une nouvelle cure de friction lui rendit cette fois de si grands services que le malade peut actuellement se rendre de nouveau à son travail sans troubles notables.

OBSERVATION L (Cas III de NONNE, série 1907, p. 315). — Ouvrier cordonnier, 44 ans, dans mon service du 12-1-07 jusqu'au 24-3-07.

La patient n'était pas jusqu'à présent bien malade et n'avait jamais de manifestations d'une maladie aiguë du cerveau. Il avoue la blennorrhagie, n'avait jamais de chancre ; sa femme est en bonne santé, aussi bien que ses trois enfants ; pas d'alcoolisme, pas de trauma.

Il y a environ une semaine, le malade a eu une crise de céphalées diffuses, plus fortes à gauche. Six jours après, une faiblesse commence à se développer dans les extrémités droites supérieures et inférieures ; pas d'excitation motrice. A cause de cette hémiparésie le malade rentre à l'hôpital. Bien nourri, pas anémique. Rien au cœur, ni dans les vaisseaux périphériques. Urine sans albumine, ni sucre. Les nerfs pupillaires et crâniens sont normaux. Il existe une parésie motrice des membres droits supérieurs et inférieurs. Les réflexes tendineux sont plus vifs aux membres droits qu'aux gauches ; le réflexe plantaire droit est moins vif que le gauche ; les réflexes crémastérien et abdominal sont égaux des deux côtés. Pas de troubles certains de la sensibilité. Fond d'œil normal, la tension spinale est de 150 mm., examen microscopique du liquide spinal négatif. Légère sensibilité diffuse à la percussion du crâne. Rien dans le nez, ni dans les oreilles. La démarche et la station debout sont altérées par la parésie de la jambe droite. Au courant de la semaine suivante, le malade a de nouveau des céphalées, vomit de temps en temps, les membres droits deviennent totalement paralysés, les réflexes tendineux restent vifs, sans qu'il arrive à un clonus prononcé, ni Babinski, ni Oppenheim (non plus de Strümpell, à propos de la paralysie de la jambe). Pas de névrite, ni œdème papillaires. Il s'est développé à présent une paralysie de l'abducens droit. Traitement mixte Hg. + I.

Le malade devient pendant les jours suivants apathique, ensuite somnolent, reste dans la torpeur ; de temps en temps, vomissements. A cause de la forte stomatite et du iodisme qui amena un fort chemosis de la conjonctive bulbaire et palpébrale, le traitement iodo-mercuriel est arrêté. Cet état grave dura encore quatre jours, après quoi et sans aucun nouveau traitement, l'amélioration commença :

D'abord, le sensorium est devenu lucide, les vomissements cessent, les maux de tête s'arrêtent, l'hémiparalysie disparaît et à la fin aussi la paralysie de l'abducens droit.

Jusqu'au retour à la normale, il s'est écoulé huit semaines à partir de la suspension du Traitement mercuriel. Une deuxième et troisième ponctions lombaires n'ont montré, pas plus que la première, une hypertension. La convalescence ensuite a suivi son cours normal. Jusqu'à aujourd'hui — depuis environ six mois que le malade a quitté l'hôpital — le malade a continué à travailler dans le même atelier.

OBSERVATION LI (Cas de VRIJDAG). — Femme de 26 ans. Elle a fait une chute de bicyclette il y a huit ans. Chez elle se développent peu à peu des troubles dans les membres droits. Au début paresthésie, puis maladresse qui lui fait laisser tomber des objets tenus à la main, puis de temps à autre, la nuit, vomissements. Pendant quelque temps ces phénomènes disparaissent pour faire place à des troubles dans le membre supérieur gauche et à des attaques épileptiformes avec des convulsions dans toute la moitié gauche du corps commençant par le bras gauche. Pendant quelque temps le bras gauche est demeuré paralysé. Après, troubles de la parole ayant pour cause tremblement de la langue. A l'examen on constate : légère parésie faciale à gauche, astéréognosie des deux côtés avec conservation du sens au contact et à la douleur. Réflexes à gauche sont plus vifs qu'à droite. Après un séjour à la campagne, aggravation. Des convulsions des deux côtés plus intenses à droite. Actuellement, la malade a de 30 à 60 attaques par jour de convulsions cloniques dans la face, particulière-

ment du côté droit ; ensuite, paralysie des muscles de la déglutition et du nerf facial droit. Les troubles de la nutrition
favorisés par cela ont fait que la malade est devenue affaiblie et
son état général mauvais forçait la main à l'intervention, malgré l'imprécision d'un diagnostic topographique. La malade
étant gauchère, il a été difficile de préciser la valeur des symptômes. On trépane d'abord au niveau de la circonvolution centrale gauche. Dans cette région, la dure-mère apparaît très
anémique et on aperçoit à peine les pulsations. On incise la
dure-mère dans un point et on couvre la plaie qu'on ferme
provisoirement. A la suite de cette intervention, on constate
déjà une amélioration notable dans l'état général de la mal'. ie ;
les attaques devenues moins fréquentes. Après une semaine,
on ouvre de nouveau la plaie et on met le cerveau à nu. Dans
cette partie découverte, on trouve un point où la pie-mère est
très colorée et hypérhémique. A ce niveau, par une excitation
faradique, on a pu provoquer l'apparition d'une attaque typique. Ponction exploratrice négative. On fait ainsi le diagnostic
de méningo-encéphalite comme cause anatomique de la maladie. On lave la région soigneusement avec une solution de
sublimé et on ferme la plaie. La malade guérit complètement ;
tous les symptômes morbides disparaissent et sept mois après
l'opération la malade peut reprendre son travail comme institutrice.

OBSERVATION LII (Cas II de Finkelnburg et Eschbaum).
— Durée de l'observation, 8 ans. Début lent par des douleurs
à l'occiput et dans la nuque, vomissements, démarche chancelante et perte de la vision à l'œil droit. Objectivement (1 an et
demi après le début du mal) : atrophie du nerf optique, à droite,
ayant progressé notablement ; à gauche, névrite du nerf optique
tendant à l'atrophie ; parésie dans le facial de la bouche, à
gauche ; troubles de l'ouïe du côté gauche. Réflexes tendineux
pas exagérés. Légère parésie des membres gauches. Sensibilité, vessie, rectum, intacts.

Marche de la maladie. — Rétrocession de la douleur jusqu'au
mal de tête occasionnel ; des deux côtés, parésie du bras complète et, du côté gauche, surdité.

Antécédents. — La bonne, âgée de 36 ans, C. Sch... de F.,

entra dans la Clinique médicale le 12-7-1902. La mère souffrait de maux de tête d'un seul côté. Une cousine du père et la tante de la malade, du côté de sa mère, devait être psychiquement anormale. Trois sœurs bien portantes. Abstraction faite de la scarlatine, de la rougeole et d'une tendance aux épistaxis, elle fut toujours bien portante. Quant à la syphilis, alcoolisme, traumatismes, rien à noter. Il y a quelques années, la malade était traitée pour des tœnia avec succès. (D'après le rapport du médecin, il s'est agi d'un tœnia saginata)

La maladie actuelle débuta, en 1901, d'abord par des accès intermittents de céphalées, plus tard par des maux de tête intenses et continuels, seulement dans la région occipitale et de la nuque, et s'irradiant jusque dans le dos. Bientôt ensuite se montrèrent de fréquents vomissements à jeun et après les repas ; en même temps, la démarche devint chancelante, à tel point que la malade dut renoncer à sa place comme bonne.

En juin 1901, la malade a souffert de constipation opiniâtre et d'une légère faiblesse dans le bras et la jambe gauches et d'engourdissement de la main gauche. Alors que tous ces symptômes avaient progressé, en septembre 1901, l'acuité visuelle diminua, d'abord seulement à l'œil droit, ensuite, en hiver 1901/2, aussi à gauche, de telle sorte que, en avril 1902, la malade ne pouvait plus du tout se servir de l'œil droit. Le traitement à l'IK, à plusieurs reprises, devait demeurer sans influence sur les symptômes et le cours de la maladie.

Etat présent. — Organes thoraciques et abdominaux normaux. La malade a conservé le teint frais. Urine sans albumine, ni sucre. Examen du sang normal. Selles sans œufs de parasites. Pas de gonflement ganglionnaire, pas de signe de syphilis ancienne.

La pupille droite est plus dilatée que la gauche. Des deux côtés l'accomodation est extrêmement paresseuse. Les mouvements de l'œil se font librement, sauf au regard à gauche un léger nystagmus ; à l'examen ophtalmoscopique, à droite, une atrophie avancée du nerf optique avec limites floues de la papille ; à gauche, névrite optique avec tendance à l'atrophie. La vision ne présente pas toute sa valeur pour discerner les contours des personnages et les mouvements des mains à un demi-mètre. Légère parésie dans le facial (bouche), à gauche.

Odorat non atteint ; à l'oreille gauche, bourdonnements anor-
maux et des tintements qui gênent l'audition, surtout quand
le sujet est couché sur le côté gauche. En dehors de cela l'ouïe
est bonne. Tympan intact. Le nerf auditif n'est pas malade.
Les réflexes tendineux sont, aux bras et aux jambes, moyennement vifs, pas de clonus du pied ou de la rotule, pas de Babinski. Les réflexes de la paroi abdominale existent. Aux membres
gauches que le sujet dit parésiés, on constate seulement un
retard net du jeu des doigts et des orteils. Le dynamomètre
marque : à gauche, 50 ; à droite, 70 (personne faiblement muscu-
clée). Pas d'ataxie, pas de tremblement intentionnel. La sensibilité, y compris le sens de la position, n'est pas troublée, de
même les fonctions de la vessie et du rectum.

Pendant les nombreuses semaines d'observations, il y eût de
fréquentes attaques de céphalée avec pouls ralenti jusqu'à 54.
L'administration de l'IK reste sans aucune influence. Dans les
années suivantes, de 1902 à 1909, la malade fut placée dans
une maison d'aveugles de Dürener. Jusqu'à l'année 1904, les
douleurs de tête étaient intermittentes et encore très violentes
tandis qu'elles ont tout à fait cessé dans les trois dernières
années. L'oreille gauche était en train d'être prise par la surdité à tel point que chez la malade, environ depuis 5 ans,
l'audition à gauche est tout à fait éteinte. Un examen d'oreille
pratiqué en l'année 1909 (professeur Eschweiler) montrait un
tympan modifié et trouble à l'ouïe à gauche, d'origine nerveuse.

D'ailleurs, l'examen objectif relatif au système nerveux ne fit
voir aucune modification depuis celui de 1902.

OBSERVATION LIII (Cas III, de FINKELNBURG et ESCH-
BAUM). — Durée : 6 ans.

Début à 18 ans par des douleurs frontales, sensation d'évanouissement, douleurs violentes en casque, perte de la vision.
S. Objectifs. — Œdème papillaire double. Nystagmus léger
vers la gauche, augmentation du réflexe pupillaire gauche.
Babinski gauche. Marche incertaine. Sang et urines normaux.

Évolution. — I K sans résultat. Après trois mois, régression
spontanée et lente de tous les symptômes, à l'exception de
l'œdème papillaire. Après quatre ans, réapparition de tous les
symptômes, avec névrite optique double. Nouvelle régression

spontanée en trois mois. Depuis deux ans, bien-être total objec
tivement, seulement atrophie optique double post-névritique,
avec acuité visuelle presque normale.

La jeune fille domestique, C. B..., n'est pas héréditairement
malade, n'a jamais eu de maladie sérieuse. Pas de syphilis à
l'anamnèse. Six semaines avant le début, le 15 janvier 1903,
la malade a remarqué que la vue baissait à droite, en même
temps céphalée localisée dans la région droite du front et
plus tard, par endroit, douleur de broiement, incertitude dans
la démarche, sensation d'évanouissement lorsqu'elle se courbe
ou qu'elle monte un escalier.

État présent : La malade a une mine fraîche florissante, pas
d'adénopathie, état normal de la poitrine et de l'abdomen.
Urine sans albumine ni sucre. Sang Hemoglobin-Sahli, 95 ;
globules rouges, 4.800.000; blancs, 8.000. Formations normales
du sang, microscopiquement.

Système nerveux : Pupille droite dilatée, deux fois plus
grande que la gauche. Réaction à la convergence et à la
lumière égale et lente des deux côtés.

Protrusion minime du bulbe. — Examen ophtalmoscopique
des deux côtés, œdème papillaire plus accentué à droite qu'à
gauche. A la vue, légers mouvements nystagmuformes dans le
regard à gauche. Mouvements des yeux libres. Odorat, goût,
ouïe, état normal. Facial, hypoglosse, déglutition normaux. Pas
de ralentissement du pouls. Réflexes rotuliens égaux, non augmentés. Réflexes des coudes égaux, non augmentés. Réflexe
abdominal conservé. Clonus de la rotule léger à gauche. Réflexes achilléens égaux des deux côtés. Pas de clonus du pied.
Babinski à gauche. Pas de réflexe de la plante du pied. Motilité et sensibilité non altérées, non plus les fonctions vésicales
et intestinales.

Grandes céphalées violentes, avec douleur rayonnante dans
la nuque, sans élévation de température. En dépit d'un long
traitement à 1 k., les douleurs conservent leur intensité plusieurs semaines, la sensation d'évanouissement et les coups de
marteau à la tête, dans le côté droit du front, persistent ; l'incertitude de la marche augmente. La transillumination du
sinus donne résultat négatif. Suit une régression de tous les
symptômes. Fin avril, apparence tout à fait normale à l'examen
ophtalmoscopique.

La malade fut quatre ans employée d'une façon active sans interruption comme domestique. En janvier 1907, apparaissent les premiers malaises, très peu au début. Cette fois, les douleurs de tête, plus diffuses, prédominent dans la moitié droite de la tête. De nouveau apparaît une double névrite optique (pr. Zuz. Nedden). L'incertitude dans la démarche est, cette fois, modérée. Babinski à gauche, décelable seulement en frottant fort le bord externe du pied. Phénomène du genou égal des deux côtés. Bonnes réactions pupillaires, pas de tremblements intentionnels, pas d'incontinence des réservoirs. Après huit jours, la malade rentre à la maison ; elle a pris pendant 8 jours de l'iodure, lorsqu'elle fut atteinte d'un fort rhume de cerveau. Sans traitement particulier, son état s'améliora au point qu'en mai 1907, elle put se livrer à un travail fatigant à la maison et aux champs.

Au dernier examen (février 1909), elle ne souffrait plus d'aucun symptôme, sauf d'une diminution modérée de l'acuité visuelle à droite. D'après le rapport de la clinique ophtalmologique du Dr Reiss, de chaque côté il y a, et à droite plus qu'à gauche, une atrophie optique post-névritique très marquée. Les fibres nerveuses optiques sont détruites, papilles à limite indécise et floue ; les vaisseaux apparaissent à droite quelque peu tortueux, mais de calibre normal. Fonctions oculaires assez bonnes ; la vision centrale est comparable à celle d'un astigmate fort hypermétrope de 4 dioptries 1/2 ; à droite 6/8, à gauche, 6/6 de la normale.

Le champ visuel pour le blanc des deux côtés absolument normal. Il y a une convergence dynamique légère. Nystagmus au regard vers la gauche ; le reste de l'examen de l'œil est normal et le réflexe plantaire droit est seulement faible, alors que le gauche est assez vif sans Babinski. Pas de tremblement intentionnel, pas de légère fatigue après une longue marche ; réflexes abdominaux conservés.

OBSERVATION LIV (Cas IV de FINKELNBURG et ESCHBAUM). — Durée de temps d'observation : 4 ans.

Début dans la troisième année par cécité du côté droit. Dans la quatrième année, atteinte du nerf optique gauche, avec céphalée modérée, ombilication, marche incertaine.

Régression spontanée des symptômes. Vision bilatérale de 2/5. Un an plus tard, quelques semaines après une entérite, rapide diminution de l'acuité visuelle avec œdème de la papille bilatéral, léger nystagmus, pas de céphalée. Ponction donne résultat négatif.

Février 1909. Amaurose bilatérale. Pour le reste, depuis un an 3/4, pas de déficit intellectuel, malade se porte bien.

Le malade, âgé de 7 ans, est sans tare héréditaire. La naissance normale, de même que le développement jusqu'à 3 ans, quoique l'enfant était faible. Les parents croyant remarquer alors que l'enfant, qui ne se plaignait jamais et qui était très gai, était malade, consultèrent le D*r* Sämisch qui constata une atrophie optique droite au début. *Un an plus tard* (l'enfant a dû tomber sur la tête dans l'intervalle) on constatait une atrophie optique double, la papille gauche étant aussi pâle que la droite. L'acuité visuelle était de 2/5 des deux côtés. Le malade avait de la céphalée et titubait. Le développement intellectuel était normal. *Dans l'été de l'année* suivante, juillet 1907, quelques semaines après une légère entérite, l'acuité visuelle diminue rapidement. On trouva un œdème papillaire bilatéral à un haut degré et une exophtalmie modérée.

Pas d'autres symptômes de compression. Pas de céphalée, pas de sensation de broiement.

Objectivement, on trouve atrophie optique, nystagmus modéré. Rien d'autre au système nerveux. Les réflexes rotuliens non exagérés. Les réflexes cutanés sont conservés et égaux des deux côtés. Motilité, sensibilité, réservoirs, intacts. Intelligence bonne. Organes thoraciques et abdominaux d'apparence normale. Urine sans albumine ni sucre. Pas d'adénite. Pas de signes de syphilis.

L'examen des parents et des frères et sœurs ne donne lieu à aucune probabilité de syphilis, tabes ou paralysie générale (Wassermann négatif chez tous).

Malgré l'absence de symptômes cérébraux, à l'exception de l'œdème papillaire, on fait une ponction des ventricules latéraux sous narcose à l'éther. Ponction blanche à 7 c/m. de profondeur. Le lendemain se développe un œdème dans le pourtour de la ponction et une douleur à la partie supérieure de l'œil gauche. De ce moment jusqu'au dernier examen qui eut lieu en février 1903, l'enfant est resté sans symptômes, sauf une amaurose bilatérale avec atrophie optique totale, exophtalmie manifeste, nystagmus modéré et une tension élevée à 50 cm.

Pour le reste, pas de troubles de la motilité, pas de tremblement intentionnel, pas de spasmodicité.

L'enfant se développe au point de vue intellectuel et, malgré sa cécité, fait les mêmes progrès dans les études que ses frères. Wassermann négatif chez le malade et ses parents. Pirket négatif.

OBSERVATION LV (Cas V de Finkelnburg et Eschbaum). — Durée de l'observation : 3 ans.

Début quelques mois après un traumatisme cérébral à 10 ans, avec grande céphalée occipitale. Plus tard, incertitude de la marche, raideur de la nuque, diminution de la vue, sensation de broiement, faiblesse du bras droit.

Examen 9 mois après le début : Œdème de la papille bilatéral, protrusion du bulbe bilatérale, nystagmus bilatéral, parésie légère des muscles du côté droit.

Evolution : Ponction dans les ventricules latéraux donne un liquide abondant sans forte pression. Ensuite, amélioration lentement progressive et un an après la ponction on voit encore du nystagmus, peu de netteté du rebord papillaire, céphalée à localisation variable, marche normale. Depuis 9 mois le malade est bien, sans symptômes, le fond d'œil est normal, nystagmus évident.

Le jeune homme, âgé de 13 ans, est le 20 juin 1907 amené à la clinique, après avoir en novembre 1906 été examiné à propos de céphalées, sans qu'on ait pu leur trouver une cause. La naissance a été difficile. Dans la dixième année, traumatisme crânien. Depuis cet accident, douleurs dans la tête qui, dans ces derniers temps, ont augmenté, de sorte qu'il ne lui est plus possible d'aller en classe. Dans les deux dernières années, diminution rapide et progressive de la vue. Il est apparu des brouillards. Depuis neuf mois, la marche est devenue difficile, avec parfois une forte titubation. Depuis trois mois, faiblesse et incertitude du bras droit et aussi par intervalles raideur de la nuque bien nette, de sorte qu'il se tient la tête en extension.

Sensation de broiement, douleur avec dysurie depuis quelques semaines. Pas de probabilité de syphilis.

État actuel : Le jeune homme bien développé pour son âge est incapable de marcher seul. Il présente surtout une tendance à tomber à gauche, en même temps qu'une forte titubation. Pourtour de la tête 55,5 centim. Protrusion nette du bulbe, nystagmus marqué; pupille large; réaction à la lumière paresseuse. Grand œdème de la papille bilatéral; pas d'ophtalmoplégie; réflexe cornéen nettement diminué à droite, faible à gauche; hypoesthésie modérée du côté droit dans le domaine du trijumeau supérieur. Acuité auditive diminuée sans altération de la membrane tympanique. La surdité est de caractère central (œdème de l'acoustique) Pr. Eschweiller. Odorat et goût normaux. Pas de ralentissement du pouls. Réflexe au bras violent. Clonus rotulien bilatéral, clonus du pied, pas de Babinski. Il y a à droite une légère parésie avec raideur dans les articulations du bras et de la cuisse et dans la musculature pariétale; pas d'ataxie dans les membres, pas d'anesthésie, stréognosie intacte, réflexes abdominaux conservés; poitrine et abdomen sains. Urine ni sucre ni albumine, sang normal. L'iodure de potassium ne donne aucun résultat.

Le 1er juillet 1907. Ponction (après trépanation). On retire de 5 cm. de profondeur une grande masse de liquide sous forte pression. La quantité du liquide retiré ne peut être mesurée exactement.

Jusqu'à la sortie du malade de la clinique chirurgicale, amélioration seulement modérée, la marche est possible sans soutien, l'ouïe est récupérée.

Dans la suite, l'amélioration fit de rapides progrès. De sorte que dans l'automne de 1907 il n'existait plus de grande difficulté à la marche et les céphalées avec sensation de broiement avaient disparu.

En juillet, bon état subjectif. Le malade pouvait à nouveau faire des marches d'une heure.

L'acuité auditive est de nouveau normale, mais des crises de céphalées survenaient de temps en temps. Objectivement, nystagmus des deux côtés. Augmentation des réflexes des membres et clonus des pieds. Fond d'œil normal.

Depuis cette époque l'état est resté le même et au dernier

examen, en mars 1909, il n'y avait pas de changement depuis juillet 1908. De temps à autre, légère lourdeur de tête, sans que le malade, apprenti jardinier, fut obligé d'interrompre son travail.

OBSERVATION LVI (Cas VI de FINKELNBURG et ESCHBAUM). — Durée : 6 ans.

Sortie en excellente santé. Début à 17 ans par des céphalées, surtout à gauche, survenant sous forme d'accès, avec sensation de malaise, broiement dans la tête et scotome à gauche ; parfois, paresthésie dans la main droite ou dans le bras et la jambe gauche.

Objectivement, deux ans après le début de la maladie, des deux côtés on voit un début d'œdème papillaire plus fort à droite qu'à gauche, mais le nerf optique est normal. Après un traitement par l'iodure, on ne voit aucune amélioration. Seulement, cinq mois après, l'œdème disparaît et l'œil redevient normal deux mois plus tard (sept mois après).

Depuis quatre ans, pas de symptômes morbides jusqu'à l'apparition d'une sensation de pesanteur dans les deux yeux. Pas d'accès de migraine nouveau.

Le jeune homme F. H..., âgé de 19 ans, sans tare héréditaire, sans maladie grave antérieure, souffre depuis deux ans de céphalée survenue au début, généralisée à toute la tête et plus tard localisée à la moitié gauche. Les douleurs surviennent par accès si violents qu'il ne peut faire aucun travail ; il a entre temps une sensation de déchirement dans la nuque. Dans quelques accès, s'ajoute une difficulté de la parole, ainsi qu'une sensation d'engourdissement de la main droite. De temps en temps, il a des lancées dans la main et la jambe gauche, quand les accès sont beaucoup plus fréquents. Entre les accès de céphalée, s'interpose un temps relativement assez grand de sensation de compression diffuse à la tête qui s'étend même sur les yeux. Il nie la syphilis, un traumatisme et l'alcoolisme.

État actuel. — Le 13 juillet 1903. Entré, il paraît faiblement constitué, pâle, avec des viscères normaux. Hémoglobine Sahli, 75. Globules rouges, 4.600.000 ; blancs, 8.000. *Pas d'altération globulaire,* urines sans albumine ni sucre. L'ouïe, l'odorat et les sinus en bon état. Les pupilles sont égales. La cornée gauche plus petite que la droite. Les réactions à la lumière et à la convergence bonnes. Dans les deux yeux, début d'œdème papillaire ; à droite, les limites de la papille sont imprécises ; à gauche, elles le sont seulement du côté nasal, où l'on peut voir des hémorragies, en plus myopie avec acuité normale, en ajoutant 3 dioptries 5. Faciès normal, nerfs crâniens intacts, réflexes tendineux assez intenses, pas de clonus ni de la rotule, ni du pied, pas de Babinski. Réservoirs intacts, ainsi que la motilité et la sensibilité. Pas de signes de syphilis, ancienne ou en évolution.

Dans les mois suivants, malgré l'I K. associé au fer, on ne constate pas d'amélioration. Les accès surviennent deux, trois fois par semaine ; pas de régression ni d'aggravation des lésions du fond d'œil. En décembre 1903, on constate une disparition de l'œdème papillaire.

En février 1904, on ne voit plus qu'un vague flou sur les limites de la papille et, au début de mars, acuité visuelle et fond d'œil normaux. En mai-juin, les céphalées surviennent à nouveau, à la suite d'hydrothérapie froide que la malade s'est fait appliquer dans un établissement Kneipp, malgré le conseil du médecin. Depuis l'été 1904, H... est jusqu'en mars 1909 tout à fait bien portant et capable de travailler à son bureau, il lui reste seulement une sensation de pesanteur sur les yeux. Le malade n'avait pas d'hypertension.

OBSERVATION LVII (Cas VII de FINKELNBURG et ESCHBAUM). — Durée : 4 ans 3 mois.

Début par des douleurs de nuque et occipitales, sensation d'évanouissement, fatigue, diminution de la compréhension, incontinence d'urine.

Objectivement, sept semaines après le début, démarche cérébelleuse très nette, nystagmus vers la gauche. Diplopie dans le regard à gauche, diminution du réflexe conjonctival et cornéen à gauche ; forte névrite optique droite ; à la papille gauche pas nette ; réflexe tendineux augmenté à gauche ; Babinski et clonus du pied à gauche ; réflexes abdominaux conservés.

Évolution : Au début, nombreux accès d'évanouissement, violentes céphalées, pouls ralenti avec perte pendant plusieurs heures du réflexe rotulien. Traitement par I K négatif. Après cinq mois, longue durée de régression de tous les phénomènes et après 3 ans 1/2 pas de maladie et le malade est à même de fournir un travail laborieux comme camionneur.

Le malade F. W..., âgé de 29 ans, sans tare héréditaire, déjà nerveux dès l'enfance, a eu l'influenza quelques semaines en 1904 et entre le 29 décembre de la même année à l'hôpital. Depuis sept semaines, il présente une grande fatigue, violentes céphalées qui se trouvent surtout à l'occiput et dans la nuque, et dans l'intervalle sensation de broiement. Depuis quatorze jours, évanouissement et incertitude dans la station debout, comme s'il était ivre. Diplopie au regard vers le côté gauche. Sa femme également a perdu l'intelligence. L'état général est resté bon, pas de syphilis, pas de fausses-couches; trois enfants vivants et bien portants, pas d'éthylisme, pas de trauma.

Etat actuel : W... est bâti en Hercule, solide. Rien aux organes thoraciques ou abdominaux, pas d'adénite, pas de chancre au penis. Urine sans albumine ni sucre ; fond d'œil normal. Tension sanguine normale au lit, 130 à la systole et 95 à la dyastole. Les pupilles, égales, réagissent à la lumière et à la convergence. Mouvements oculaires libres ; nystagmus, dans le regard à gauche, net; réflexe cornéen diminué à gauche ; névrite optique droite; limites de la papille gauche floues, veines tortueuses et congestionnées. Visage pas modifié ; réflexes au bras et à la jambe gauches augmentés ; clonus du pied et Babinski à gauche. Réflexe abdominal marqué ; pas de diminution sensible de la force musculaire; le bras et la jambe gauche et la moitié gauche du tronc sont moins sensibles à la piqûre que le droit. Le sens du tact n'est pas modifié ; parole lente, articulation du langage bien conservée, sans omission de syllabes ; pas de déficit intellectuel ; titubation avec tendance à tomber à droite.

Le matin du 3 décembre 1904, évanouissement subit avec perte de connaissance et sensation de broiement dans la tête qui a suivi l'accès, pas d'écumes aux lèvres, pouls à 58, tension sanguine 10 minutes après l'accès. 110 à la systole, très difficilement déterminable à la dyastole. Après l'accès, le phénomène du genou auparavant violent, n'est plus décelable, même avec le Jendrassik. Le réflexe achilléen faible des deux côtés et le Babinski positif des deux côtés.

Le 4 décembre : réflexes rotuliens sont de nouveau décelables, mais le gauche est moins fort que le droit, pas de fièvre, oreilles normales, pouls 84.

Le 9 décembre : Grand accès de céphalée avec ralentissement du pouls, faibles réflexes rotuliens, Babinski gauche, marche très cérébelleuse.

Le 9 décembre bis : Sensation d'évanouissement, de malaise, pas de perte de connaissance, fond d'œil normal.

Le 4 janvier : Violent évanouissement étant sur les cabinets, de sorte qu'il tombe la tête en avant et qu'il se blesse la tête. Pas de perte de connaissance persistante, seulement une demi-heure, rapidement disparue. Réflexes rotuliens conservés, forte fatigue ; faiblesse générale ; marche titubante ; pas de paralysie. Jusqu'à la sortie du malade, le 28 janvier 1905, l'état s'améliore, les céphalées diminuent, pas de nouveaux évanouissements, pas de sensation de broiement.

A la sortie, démarche encore titubante, il existe une névrite optique gauche et un Babinski gauche, dysurie D'après le médecin traitant, l'état s'aggrave jusqu'au début d'avril 1905, de sorte que le malade doit garder le lit pour évanouissements, céphalées et incertitude dans la marche. Alors survient lentement une amélioration, de sorte qu'au début de juin 1905, il peut de nouveau reprendre le fatigant métier de camionneur. En mars 1909, comme seul reliquat, persiste une augmentation du réflexe rotulien gauche avec Babinski plus reconnaissable, pas de nystagmus et fond d'œil normal.

OBSERVATION LVIII (Cas de Nolen, rapportée dans le texte, page 102.

OBSERVATION LIX (Cas I de Raymond, Français et Merle). — Mlle M..., âgée de 39 ans, exerce la profession d'institutrice. Sa mère a fait deux fausses couches, a eu un enfant mort-né et six enfants vivants. La malade est née la quatrième. L'aînée de ses sœurs est morte d'ostéite syphilitique ou tuberculeuse. Le second enfant était hydrocéphale. Le troisième, très cachectique, n'a vécu que 14 mois. Les autres sont bien portants.

Au cours de son enfance, Mlle M... a eu plusieurs maladies infectieuses : la rougeole, à l'âge de 5 ans ; la scarlatine, à 6 ans ; la coqueluche, à 8 ans ; la variole, à 13 ans. Vers l'âge de 10 ans, elle eut une hémoptisie et présenta pendant quelques jours de la fièvre et un peu de délire. La menstruation s'établit à l'âge de 12 ans sans incident. Elle a toujours été nerveuse et présente, depuis son enfance, un peu de tremblement des extrémités.

De 20 à 23 ans, elle souffrit fréquemment de céphalée, de vertige et accusa parfois un peu de raideur douloureuse de la nuque. Ces malaises diminuaient progressivement d'intensité, lorsqu'à 23 ans, se déclara une affection grave sur laquelle nous allons insister. Après une période de quinze jours, durant laquelle elle éprouva de violentes douleurs dans la tête et le long de la colonne vertébrale, elle s'alita et l'affection, entrée dans sa période d'état, se manifesta par une série de symptômes qui firent poser successivement le diagnostic de méningite et celui de tumeur cérébrale. C'était une céphalée très violente, avec exacerbations apparaissant sous l'influence des mouvements et du bruit ; des vomissements rendant par leur fréquence l'alimentation difficile ; de la raideur douloureuse de la nuque ; de l'incontinence des urines et des matières fécales ; enfin des crises convulsives particulièrement accusées dans le côté droit et assez fortes pour que la malade fût plusieurs fois projetée hors de son lit. A ces phénomènes s'ajouta un état de torpeur et de somnolence, avec fièvre, qui persista trois semaines.

Des troubles importants de la vue se montrèrent dès les premières manifestations morbides. Ce furent des taches, des scotomes scintillants dans le champ visuel, bientôt suivis d'amaurose qui devint presque complète dès le neuvième jour de la maladie, mais régressa notablement après cinq semaines de durée. Au bout de 2 mois 1/2, les autres troubles diminuèrent peu à peu d'importance. La convalescence s'établit et la malade put quitter l'Hôtel-Dieu, où elle avait été soignée. Elle était capable de marcher, mais se sentait un peu faible du côté droit et avait besoin d'une canne pour se soutenir. Elle ne put se remettre au travail tout de suite, en raison de l'obnubilation intellectuelle qui ne s'effaça que lentement, et des troubles de la vision. Ceux-ci avaient diminué momentanément, mais ils reprirent de l'importance deux mois plus tard. La malade voyait les objets déformés, sans aucune netteté, et avait parfois de la diplopie. M. Galezowski, consulté en avril 1895, c'est-à-dire 18 mois après le début de la maladie, diagnostiqua une névrite optique et une atrophie par compression. Elle fut soumise au traitement mercuriel qui, non seulement n'amena pas d'amélioration, mais fut suivi de symptômes d'intoxication : stomatite mercurielle et néphrite aiguë, avec œdème des membres inférieurs et de la face.

A l'âge de 25 ans, elle peut enfin reprendre ses occupations. Elle constata alors, en voulant porter à nouveau ses cols, que son cou avait grossi de trois centimètres. Vers la même époque se montra aussi un certain degré d'exophtalmie.

Etat actuel. — On constate des phénomènes appartenant au syndrome de Basedow.

Il existe une augmentation du volume du cou portant sur le corps thyroïde uniformément hypertrophié. Un tremblement à oscillations rapides et menues apparaît nettement lorsqu'on prie la malade d'étendre ses doigts. Les battements du cœur sont rapides et sont en moyenne de 120 par minute.

L'exophtalmie est fort accusée et coexiste avec des troubles importants de la vision. La cécité est complète à droite, tandis qu'à gauche la vue est suffisante pour permettre à la malade de se conduire et de lire. La pupille gauche seule se contracte à la lumière et le réflexe de la convergence ne se fait qu'avec l'œil gauche. L'examen oculaire fait par M. Dupuy-Dutemps montre qu'il existe une atrophie optique bilatérale. Les pupilles ont des contours flous, indiquant que l'atrophie est consécutive à une névrite optique œdémateuse. A droite, l'atrophie papillaire est complète. Il existe en outre de ce côté, au voisinage de la pupille, un foyer ancien de choroïdite. A gauche, côté où la vision est, en partie, conservée, il n'existe pas de choroïdite.

La ponction lombaire a été faite récemment. Le liquide céphalo-rachidien s'est écoulé en jet et sous forte pression. Il ne renferme aucun élément anormal.

L'état général est excellent et l'examen minutieux du système nerveux ne dénote l'existence d'aucun autre trouble. La musculature est bonne et on ne trouve nulle trace de la parésie droite que la malade a présenté jadis.

OBSERVATION LX (Cas II de Raymond, Français et Merle). — Observation II. Mlle Gu..., âgée de 31 ans, est hospitalisée à la Salpêtrière depuis neuf années. Elle exerçait jadis la profession de couturière. Parmi ses antécédents héréditaires et familiaux, à signaler que sa mère a succombé à la phtisie pulmonaire et que deux de ses sœurs sont mortes en bas âge d'accidents méningés. Elle a toujours joui d'une excellente santé jusqu'au jour où, brusquement, ont débuté les accidents qui l'ont amenée à la Salpêtrière. Le 24 janvier 1900, elle perdit connaissance, tomba, mais sans crier ni se débattre. Au bout d'une heure et demie, elle revint à elle, et à partir de ce moment, éprouva de violentes douleurs de tête, présenta quelques hallucinations et eut des vomissements. Au bout de quinze jours environ, la vue qui jusque-là était restée normale, se troubla brusquement. Elle perdit, en quelques heures, la vision de l'œil gauche; le lendemain celle de l'œil droit.

Les jours suivants, se montre un état de torpeur intellectuelle avec phénomènes délirants ; état qui dure seulement quelques semaines. La céphalée demeura très vive, puis diminua, peu à peu et ne disparut complètement qu'au bout de deux ans.

Depuis l'année 1902, tous les phénomènes morbides ont disparu. La cécité seule persiste. On ne peut déceler aucun autre trouble dans le fonctionnement du système nerveux. L'état général est excellent. Pendant la phase aiguë de l'affection, la constatation d'un œdème papillaire avait fait porter le diagnostic de tumeur cérébrale. Il existe actuellement une double atrophie optique consécutive à une névrite œdémateuse ancienne.

OBSERVATION LXI (cas de Sterling). — La malade, âgée de 50 ans, se plaignait de céphalées et de vertiges, de vomissements et d'affaiblissement de la vue.

Son entourage remarqua le changement de son caractère : elle s'excitait facilement, elle oubliait vite ce qui se passait autour d'elle. L'affection se développe pendant trois mois, et au bout de ce temps, la malade examinée à l'hôpital présentait des troubles psychiques bien évidents; dans le service des maladies psychiques, elle témoignait d'une grande excitation motrice et psychique ; elle parlait sans cesse, délirait ; les idées exprimées étaient dépressives ; elle avait des hallucinations visuelles et auditives. La malade fut tout le temps déprimée. Les troubles psychiques durèrent pendant trois semaines, avec rémissions courtes et rares.

Dans ce cas aussi, on a constaté l'œdème des papilles, l'affaiblissement des réflexes tendineux (un réflexe achilléen fut même aboli). Trois semaines plus tard, les troubles psychiques ont disparu ; une amnésie partielle en est restée ; l'examen ophtalmoscopique démontra la diminution de l'œdème papillaire ; les maux de tête et les vertiges ont disparu également.

L'affection, qui avait duré quatre mois 1/2, n'a pas laissé de traces.

OBSERVATION LXII (cas de CLAUDE et BAUDOUIN). — C'est une femme, âgée de 42 ans, exerçant le métier de couturière. Rien n'est à noter dans les antécédents, sauf que la mère de la malade est hémiplégique et qu'une sœur est atteinte vraisemblablement d'hémiplégie infantile.

La malade avait toujours été bien portante et elle jouissait d'une excellente santé quand le 9 avril 1910, en partant à son travail, elle fut prise d'un malaise, avec étourdissement, vomissements nombreux. Elle eut aussi de la céphalée. Elle fut obligée de rester couchée, mais elle alla rapidement mieux et cinq jours après, put se remettre à marcher.

Mais, depuis cette époque, elle a remarqué qu'elle manquait de stabilité et avait notamment tendance à tomber à gauche. Elle redoutait l'obscurité où elle se sentait encore moins sûre d'elle-même.

En même temps sa vue se troubla : d'une part, elle voyait moins clair, et, d'autre part, elle voyait double. Cette diplopie apparut précocement, puis disparut pour revenir ensuite. La céphalée revint par crises : elle était assez intense pour arracher des cris à la malade et c'est principalement pour ce symptôme qu'elle entra à la Salpêtrière, le 23 mai 1910.

A ce moment la douleur de tête était presque constante, mais variait d'intensité, suivant les moments. Elle était toujours plus vive la nuit. Son maximum était à la nuque et sur le derrière de la tête. Elle s'accompagnait le plus souvent de vomissements et de nausées : quand la céphalée s'exacerbait, il existait une sensation très pénible d'arrachement siégeant entre les épaules. L'examen méthodique du système nerveux nous met en présence de troubles dans le domaine de la VII° paire droite. Il existe de ce côté un léger degré de paralysie faciale. Le front se relève moins que de l'autre côté, la face est légèrement tirée à gauche. L'occlusion de la fente palpétrale est imparfaite, notamment le clignement. Le peaucier, cependant, se contracte des deux côtés. Il n'y a rien au voile du palais : la langue est tirée normalement sans déviation.

Au niveau des membres la force est normale : il n'existe de troubles de la sensibilité générale en aucun point du corps. Les réflexes olécrâniens et patillaires sont un peu plus forts à gauche. Mais des deux réflexes achilléens le droit n'existe pas, tandis que l'on trouve le gauche qui est seulement très diminué.

La coordination est défectueuse. La malade a difficulté à rester debout les pieds joints. Elle tend à tomber à gauche : l'occlusion des yeux augmente encore cette tendance. Elle incline de même à gauche dans la marche. Enfin l'examen du système oculaire donnait des résultats fort importants (H. Galezowski). Il existait une paralysie de la VI° paire droite avec secousses nystagmuformes dans le regard à droite. Tous les réflexes oculaires étaient normaux : de même le champ visuel : mais l'acuité était très diminuée ($V=1/3$ des deux côtés). Enfin il existait une stase papillaire très marquée et bilatérale.

Une ponction lombaire fut pratiquée. Le liquide ne renfermait pas d'éléments, mais la pression, mesurée au moyen d'un manomètre de Kronig était augmentée. Dans la position couchée elle mesurait 25 centimètres d'eau ce qui est au moine le double de la pression normale (10 à 12 centim. d'eau). Ce résultat donnait la preuve de l'hypertension qui se traduisait d'ailleurs suffisamment par le syndrome typique : céphalée, vomissements, incoordination de la marche et surtout stase papillaire. Mais à quoi tenait cette hypertension: étions-nous en présence d'une méningite séreuse (d'une épendymite) ou d'une tumeur cérébrale ? Le début relativement brusque était un notable argument pour l'épendymite : Oppenheim, M. Raymond ont insisté beaucoup sur ce caractère. D'autre part nous avions du côté des nerfs crâniens des signes de localisation qui, classiquement encore, sont le meilleur appoint au diagnostic de néoplasie. Il était donc logique de penser à une tumeur de la région protubérantielle.

Dans tous les cas, en présence de la stase papillaire menaçante, il était indiqué de recourir à une décompression par craniectomie. Mais la malade se refuse à toute intervention : on prescrivit alors un traitement mercuriel dont Quincke a vanté les bons effets dans la méningite séreuse. Mais la première injection détermina des douleurs telles au niveau de la piqûre, que la malade demanda leur suppression et, en somme, elle n'eut aucun traitement que des injections de cacodylate de soude (une série d'injections de 0.05 cg.) Cependant l'état s'améliore assez rapidement : la céphalée disparut ainsi que les vomissements. La diplopie fit de même : le 3 juillet, la malade quitta le service, conservant toujours sa stase papillaire : mais elle rentra 3 semaines plus tard, le 26 ju. 'et : depuis quelques jours, une nouvelle poussée s'était faite, et , examen révélait la mêmes symptômes qu'au début du mal. Il s'y adjoignait des douleurs épouvantables qui siégeaient entre les épaules, ressemblant à des tenaillements de brûlures. Ce phénomène d'ailleurs n'avait pas de quoi surprendre : il est assez fréquent au cours de l'hypertension et doit être attribué à une compression exercée sur les racines postérieures, suivant le mécanisme étudié par MM. Philippe et Lejonne.

Cette fois encore tous les phénomènes disparurent en quelques semaines, sans aucun traitement que le repos et une nouvelle série d'injections de cacodylate, A la fin du mois d'août, on ne trouve plus trace de paralysie de la VIIe ni de la VIe paire, plus de titubation ni de latéro-pulsion à gauche. La malade présente des 2 côtés de la diminution de l'acuité auditive : mais celle-ci date d'avant les accidents. C'est de l'otosclérose (docteur Münch) presque familiale, puisqu'une tante et une sœur sont sourdes. D'ailleurs la dureté d'oreille a augmenté depuis la maladie.

Le seul symptôme résiduel est fourni par les réflexes achilléens. Au début, le gauche était très faible tandis que le droit était absent. Actuellement, le gauche est à peu près normal, mais du côté droit le réflexe n'a pas reparu. Nous croyons que c'est à l'hypertention que doit être attribuée cette absence de réflexes achilléens, et nous croyons que le droit finira par réapparaître comme l'a fait le gauche. Ce qui reste particulièrement intéressant ce sont les progrès bien constatés de l'amélioration de de la stase. Voici les examens successifs qui furent pratiqués par MM. Galezowski et Velter : 27 mai V=1/3, stase papillaire très caractérisée ; 10 août V=0,6 des deux côtés : stase papillaire bilatérale peu intense ; on distingue les contours de la papille, pas d'hémorragies ; 17 août VOD et OG=0,8 : les pupilles sont un peu plus nettes encore. Enfin, tout récemment, le 6 janv. 1911 la stase a totalement disparu : il ne reste qu'un cercle brunâtre autour des papilles : les veines ont un trajet un peu irrégulier ».

OBSERVATION LXIII (Cas de Velter et Chauvet), rapportée dans le texte, page 48.

CONCLUSIONS

I. — 1° Non seulement tous les signes de tumeurs intracrâniennes peuvent apparaître isolément au cours de diverses maladies non néoplasiques de l'encéphale, mais dans certains cas ces signes peuvent se grouper en un syndrome complet, conduisant presque inévitablement au diagnostic erronné de tumeur.

2° Ces cas ont été étudiés en Allemagne sous le nom de « Pseudotumor cerebri » (Nonne), et quelques observations ont été publiées sous ce titre en France.

II. — L'examen critique dés faits donne les résultats suivants :

1° Les dites « Pseudo-tumeurs » concernant le plus souvent des maladies organiques encore incomplètement étudiées ; méningites séreuses, méningo-encéphalites, épendymites, hydro céphalies.

Le diagnostic clinique de ces affections peut parfois être fait, et s'il est extrêmement délicat dans certains cas, avec nos moyens actuels d'investigation, les études ultérieures nous permettront de jour en jour plus de précision.

2° Dans quelques faits beaucoup plus exceptionnels, il n'existe aucun substratum anatomique appréciable, bien que l'ensemble clinique soit en faveur d'une maladie organique de l'encéphale ou de ses enveloppes.

Ces cas malgré les hypothèses émises, restent encore inexplicables, et ne peuvent naturellement être l'objet d'un diagnostic clinique précis.

III. 1° La dénomination de « pseudo-tumeur » admise par certains auteurs est inexacte et présente des inconvénients, même si elle est employée comme terme d'attente ou pour désigner les cas sans lésions :

2° Lorsqu'on se trouve en présence d'un syndrome simulant une tumeur et aboutissant à la guérison et qu'on n'a pu faire un diagnostic anatomo-clinique, on doit se contenter de s'arrêter à un diagnostic purement symptomatique. Il est impossible de grouper ces faits comme un même syndrôme parce que les symptomes sont variables et n'ont comme caractères communs que celui de simuler une tumeur. Il est impossible également de leur donner un nom de maladie puisque le substratum aussi bien que l'allure clinique peuvent en être différents.

3° Les cas exceptionnels sans lésions vérifiées à l'autopsie, paraissent représenter un type spécial et méritent d'être provisoirement réunis sous une dénomination commune pour laquelle nous proposons le terme de *Maladie de Nonne*.

IV. — L'étude de ces faits présente une grande importance pour la conduite thérapeutique. Il est indiqué dans tous les cas de faire l'essai rigoureux d'un traitement spécifique. Cette précaution ayant été prise, la question d'une intervention chirurgicale se pose, bien que dans certaines observations, l'opération se soit montrée inutile et dangereuse.

Il nous paraît impossible actuellement de proposer des formules précises pour l'indication opératoire. Mais l'analyse clinique de chaque cas en particulier, même lorsque le diagnostic exact est impossible, peut conduire dès maintenant à une intervention logique. En particulier la décompression paraît indiquée lorsque se développent rapidement les signes de réaction cérébrale grave avec œdème papillaire.

BIBLIOGRAPHIE

Accornero (Anselmo) (de Gênes). — Sur un syndrome de tumeur cérébrale. Revista sperimentalo di Freniatria, t. XXXIV, fasc. 1-3, p. 261-273, 30 juin 1908. Rev. Neur., 1909, p. 273.

Alamelle. — Contribution à l'étude de la méningite séreuse. Thèse de Nancy, 1897.

Alquier. — Société de Neurologie, 12 janvier 1911, et Revue Neurologique, 1911.

L. Alquier et B. Klarfeld. — Sur le diagnostic des tumeurs de la protubérance annulaire. Gaz. des Hôp., 1911, pp. 873, 1033.

Amuske. — Von Grafe's, Arch. f. Ophth. Berl., 1873. Bd 19, Pt. III.

Ayros. — Handb. der Path. Anat. des Nervensystem, t. II, pp. 398, 452.

Apelt. — Der Wert der Schaedelkapaziteatsmessungen und gverleichenden Hirngewichtsbestimmungen für die innere Medizin und die Neurologie. Deutsche Zeitshr. f. Nervenheilkunde, 1908. Bd XXXV. S. 317.

Archibald. — Compression cérébrale. Journal de Médecine et de Chirurgie de Montréal, vol. II, n° 9, 18 mai 1907. — Rev. Neur., 1907, p. 1245.

D'Astros. — Les hydrocéphalies. Paris, G. Steinheil, 1898.

Babinski (J). — Sur une forme de paraplégie spasmodique consécutive à une lésion sans dégénération du système pyramidal (Soc. medic. des Hôp., 24 mars 1899).

— De la paralysie par compression du faisceau pyramidal sans dégénération secondaire. Contribution au diagnostic précoce des néoplasmes intracrâniens. (Soc. de Neurologie, 5 juillet 1906).

— Traitement du vertige de Ménière par les ponctions lombaires. Journal de Médecine et de Chirurgie Pratiques, 10 juin 1908. Rev. Neur., 1908, p. 1169.

— Quelques remarques sur la ponction céphalique et la ponction rachidienne comparées entre elles. Soc. médic. des Hôp., 30 juillet 1909.

Beck. — Contribution à l'étude clinique et anatomo-pathologique de la Méningite séreuse aiguë. Jahresbericht der Kinderheilk, 1903.

Bertein. — Tumeur latente du cerveau. Mort en dix-huit heures. Bulletins et Mémoires de la Société anatomique de Paris, déc. 1910.

Boedicker und Juliusburger. — Kasuistischer Beitrag zur Kenntnis der Anatomischen Befunde bie spinaler Erkrankung mit progressiver Anaemie. Arch. f. Psych. Bd XXX, Heft 2. Sep. — Abdr. S. 18.

Boenninghaus. — La méningite séreuse aiguë. Wiesbaden, 1897.

Bonhoeffer. — Sur la signification de l'épilepsie jacksonienne pour le diagnostic topographique. Berlin. Klin. Woch, 1906, p. 935.

Bornstein. — Augmentation de la pression intra-crânienne accompagnée de troubles psychiques. Soc. de Neurologie et de Psychiâtrie de Varsovie, 22 oct. 1910. Rev. Neur., 1911, I, p. 26.

Botticher. — Hydrocéphalie par fermeture de l'aqueduc de Sylvius. Neur. Centralbl., 1905, p. 1079.

— Aerzlicher Verein in Hamburg. Séances du 3 et du 17 oct. 1905, D. med. Woch., p. 1909 et 1989.

Bourdier (F.) — Méninges optiques et méningites optiques primitives. Th. de Paris, 1911.

Byrom Bramwell. — Brain, Spring, 1899. V. 21, p. 66.

Brasch. — Résultats de la ponction lombaire au cours de l'hydrocéphalie chronique et de la méningite séreuse. Zeit. f. Klin. Méd., 1899, Bd. 36.

Bychowski. — Symptomatologie générale et thérapeutique des tumeurs cérébrales. Deutsch. Medizin. Woch., 1910, n° 10.

Chalvignac (Richard). — Sur quelques particularités des tumeurs cérébrales chez l'enfant. Th. de Paris, 25 nov. 1909. Rev. Neur., 1910, II, p. 353.

Henri Claude, Pierre Merle et J. Galezowski. — Syndrome d'hypertension intra-crânienne avec stase papillaire et paralysie de la VIe paire chez un saturnin. Soc. de Neurologie, 14 avril 1910. Rev. Neur., 1910, t. I, p. 554.

Henri Claude et A. Baudouin. — Un cas de pseudo-tumeur cérébrale. Valeur des signes dits « de localisation ». Soc. de Neur., 12 janv. 1911 (présentation du malade). Rev. Neur., I, p. 122.

Collet. — Troubles auditifs de l'hydrocéphalie et des tumeurs cérébrales (Province médicale de Lyon, 1897, p. 293 et 301, et Encyclopédie Léauté).

G. Delamare. — « La Pratique Neurologique », 1911, p. 1155.

Deutschmann. — Aertzlicher Verein in Hamburg, Séances des 3 et 17 octobre 1905, et Deutsche med. Wochenschr, 1905, pp. 1909 et 1989.

H. Durer. — Les tumeurs de l'encéphale, manifestation et chirurgie, Paris, 1905.

Eichorst. — Hydrocéphalie interne idiopathique des adultes. Zeit. f. Klin. med., 1891. Suppl. heft. Bd. 19.

Eulenberg. — Real Encyclopedie. Encéphalite chronique.

R. Finkelnburg. — Beitrag zur Symptomatologie und Diagnostik der Gehirntumeren und des chronischen hydrocephalus. Deutsche Zeitschr. f. Nervenheilkunde, 1902, vol. XXI, p. 450 (observation n° 7).
— Medizinische Klinik, 1907.

Finkelnburg et Eschbaum. — Zur Kenntnis der sogenannten Pseudotumor cerebri mit anatomischen Befund. Deutsche Zeitschrift. f. Nervenheilkde, vol. XXXVIII, 1909, n° 1-2, p. 35.

Finkelstein. — Sur un cas d'arachnitis adhésive circonscrite au niveau de la base du cerveau guérie par intervention chirurgicale. (En russe). Roussk Vratch., 13 sept. 1908.

Ch. Foix et Marcel Bloch. — Diagnostic de la syphilis cérébro-spinale par les moyens de laboratoire. Gazette des Hôpitaux, 1912, pp. 1091, 1127.

Frenkel. — Ponction lombaire dans les névrites optiques par hypertension crânienne. Annales d'Oculistique, p. 1, 1908. Rev. Neur., 1910, p. 747.

L. Gallavardin et Rebattu. — Syndrome cérébelleux complet avec œdème papillaire ayant disparu sous l'influence du traitement ioduré. Lyon Médical, 1909, t. I, p. 281.

Grasset. — Le traitement spécifique dans les maladies organiques des centres nerveux sans syphilis antérieure. Rev. Neur. 1902, n° 23.

Gordon (Alfred). — Syndrome cérébelleux s'améliorant progressivement à la suite d'une décompression. Philadelphie Neurological Society, 27 nov. 1908. The Journal of Nervous and Mental Diseases, 1909, n° 4, p. 223. Rev. Neur., p. 1232.

Henneberg. — Fehldiagnosen in operatio behandelten Fællen von Jacksoncher Epilepsie inbekannten Ursprungs (Pseudotumor der motorischen Region). Charité-Annalen, vol. XXIX, 190 . p. 314.

Hochkaus. — Ueber Hirnerkrankungen mit tölldchem Ausgang ohne anatomischen Befund. Deutsche med. Wochenschrift, 1908, n° 39, p. 1057.

HERMANN H. HOPPE. — Brain-Tumor Symptom-Complex with termination in recovery. The Journal of. Nerv. and. Mental Diseases. Febr. 1907.

J. RAMSAY HUNT. — Le ramollissement chronique progressif du cerveau. Relation de cas ayant simulé une tumeur cérébrale. New-York Neurological Society, 1er mai 1906. Rev. Neur., 1907, p. 711.

JACOBSOHN. — Zeitschr für Nervenheilkunde, Bd IV, 1893.

KIRNBERGER. — Zur Kasuistik der Jacksonschen Epilepsie. Inaug. Diss. Freiburg, 1898.

KNAUER (GIESSEN). — Stoffwechselstörung in einem Fall von Pseudotumor. XXXII Wanderversammlung südwestdeutscher Neurologen und Irrnærzte inBaden-Baden, am. 1, und 2, Juni 1907. Neurol. Centralblatt, 1907, p. 636.

LECÈNE et BOURGEOIS. — Un cas de méningite séreuse d'origine otitique. Trépanation bilatérale. Guérison. Rev. de Chirur. Janvier 1902.

LESTERLIN et BERTEIN. — Contribution à l'étude de la latence et de la mort rapide dans l'évolution des néoplasmes encéphaliques. — Archives de Médecine et de Pharmacie militaires, Juin 1911, n° 6.

LEY (R. LÉONARD). — Inégalité de l'intensité de l'œdème papillaire dans certains cas d'exagération de la pression intra-crânienne. British Medical Journal, 16 avril 1910, p. 919. Revue Neurol., 1910, II, p. 77.

LONG. — Société de Neurologie, 12 Janvier 1911 et Revue Neurologique, 1911, p.

G. MARINESCO et M. GOLDSTEIN (de Bucarest). — Deux cas de Pseudo-tumeur cérébrale : Méningite séreuse et hydrocéphalie acquise. Nouv. Iconog. de la Salpêtrière, 1911, n° 1, p. 47.

CARL MAYER. — Wiener Klin. Wochenschr. Juillet 1892.

MEDEA (E.) et MANARA (G.). — A propos de l'hydrocéphalie idiopathique (Méningite séreuse) et de son Diagnostic différentiel avec les tumeurs du Cerveau. Rassegna di Pediatria, an II, p. 33-38, août 1911. — Revue Neurologique, t. I, p. 561, n° 8, 30 avril 1912.

Pierre MERLE. — Etude sur les épendymites cérébrales. Thèse, Paris, 1910, G. Steinheil, Paris.

MOCQUIN. — Pseudo-tumeur cérébrale par empyème ventriculaire. Nouvel Iconogr. de la Salpêtrière, 1905.

Léo MÜLLER. — Uber Status hemiepilepticus idiopathicus Deutsche Zeitschr. f. Nervenheilkunde, 1905.

L.-J.-J. MUSKENS. — « Diagnostische Fehler bei Hirnkrankheiten ». Société Néerlandaise de Neurologie, 2 juillet 1908.

— Encephalomeningitis serosa ihre Klinische Unterformen und ihre Indikatione. Deutsche Zeitschr. für Nervenheilk, vol. XXXIX, 1910.

NEUMAYER. — Lésions histologiques de l'écorce dans la compression du cerveau. Deutsche Zeitschr. f. Nervenheilk., 1896.

M.-W. NOLEN. — Un cas de « pseudo-tumeur cérébrale » apparue au cours d'une grossesse et ayant récidivé dans deux grossesses consécutives. Berlin. Klin. Wochenschr., 6 et 13 déc. 1909 et Semaine Médicae, 1910.

M. NONNE. — Ueber Faelle vom Symptomenkomplex « Tumor cerebri » mit Ausgang in Heilung (Pseudotumor cerebri). Ueber letal verlaufene Faelle von « Pseudotumor cerebri » mit Sektionsbefund. Deutsche Zeitschrift f. Nervenheilkde, 1904, vol. XXVII, p. 169.

— Zwei neue Faelle von symptom. des Pseudotumor cerebri.

— Avtlicher Verein im Hamburg, 3 et 17 octobre 1905. Deutsche Mediz. Wochenschrift, 1905, p. 1909.

— Ueber Faelle von benignen Hirnhauttumoren ; über attypisch cerlaufene Faelle von Hirnabsces sowie weitere klinische und anatomische Beitraege zur Frage von Pseudotumor cerebri. id., vol. XXXIII, 1909, p. 317.

— Differentialdiagnose des Tumor cerebri. 1 Jahresver sammlung der Gesellschaft Deutscher Nervenaerzte zu Dresden, 1907, 14 et 15 sept. Neurol. Centralbl., p. 961.

— Wanderversammlung südwestdeutscher Neurologen und Irrnarzte in Baden. Baden, 8 juin 1912. Neurol. Centralbl., 15 juillet 1912.

OPPENHEIM. — Erworb Idiop. Hydrocephalus internus Charité Ann. Jahrg. XV, 1890, p. 307.

— Nothnagel's Handbruch der Spec. Path. und Therap., 1897.

— Congrès de Moscou, 1897, et Rev. Neur., 1897, p. 583.

— Beitrag zur Prognose der Gehirnkrankheiten im Kindesalter. Berl. Klin. Wochenschr., 1901, n°ˢ 12 et 13.

— Diagnostic des tumeurs cérébrales et des méningites séreuses. Monatschr. f. Psych. und Neur., 1905, p. 247.

— Diagnostic et thérapeutique des tumeurs du système nerveux central. S. Karger, Berlin, 1907. Rev. Neur., 1908, p. 419.

— Lehrbuch der Nervenkrankheiten. Berlin, 1908, t. II, p. 1044.

ORLANDINI. — Studi sulle varie forme anatomiche di papille da stasi da tumore cerebrale. Decorso della papilla da stasi negli malati sottoposti alla trapanazione del cranio. XXᵉ Congresso della societa italiana di Oftamologie, 20-23 avril 1911. Il Policlinico, sezione pratica, 14 mai 1911, p. 638.

F. PARKS-WEBER. — Hydrocéphalie interne de l'adulte. Considérations sur sa pathogénie et son association avec d'autres altérations du système nerveux central. Brain, 1902, p. 140.

K. PICHLER. — Ein Fall von Diabetes insipidus bei Ependymitis diffusa am Boden der Raut engrube.

PLACZEK et KRAUSE. — Arachnitis cérébrale adhésive. Soc. de Medic. de Berlin, 10 janv. 1907 et Semaine Médic., n° 29, 17 juillet 1907, p. 347.

VACLAV PLAVEC. — Contribution à l'analyse de la migraine ophtalmoplégique. Deut. Zeit. f. Nervenhéilkde, Bd XXXII, p. 183-232. Rev. Neur., 1908, p. 543.

PRINCE (Morton). — Hydrocéphalie chez l'adulte. Journal of Ment. and nerv. Diseases, 1897. Ref. Neurol. Centralbl., 1899, p. 35.

H. QUINCKE. — Ueber Meningitis serosa. Volkmann's Sammlung Klinischer Vortreage, 1893, n° 67.

— Ueber Meningitis serosa und verwandte Zustande. Deutsche Zeitschr. f. Nervenheilkde, vol. IX, 1897.

F. RAYMOND. — Pathologie Nerveuse, 1910. Delarue, Paris.

— Pseudo-tumeurs cérébrales et méningite séreuse ventriculaire. Leçon clinique recueillie et publiée dans la Presse Médicale, 1910, p. 169.

F. RAYMOND et H. CLAUDE. — La méningite séreuse circonscrite de la corticalité cérébrale. Semaine Médicale, 1909, p. 577.

F. RAYMOND, H. FRANÇAIS et P. MERLE. — Deux cas de pseudotumeurs cérébrales. Rev. Neur., 1909, p. 1522.

REICHARDT. — Enstehung der Hirndrucksusw. Deutsch. Zeitschr. f. Nervenheilkde, 1905, Bd XXVIII, S. 339.

RISIEN RUSSELL. — An address on some points en the diagnosis and localization of intracranial tumors. Annual address at the Department of Pathology of the Oxford medical Society, 11 nov. 1910. — British Medical Journal, 17 déc. 1910, p. 1902.

ROKITANSKY. — Lehrb. der Path. Anat.

ROME (René). — La valeur semeiologique de l'épilepsie Jacksonienne.

ROSENFELD. — In Centralbl. f. Nervenheilkde, vol. XXVIII, 1906 (De l'encéphalite de la bandelette optique), et in Encéphale, 1906, p. 307.

SACHS and STRAUSS. — A cases of brain tumor with anusual

clinical and pathological features. American Neurological
Association, 27-29 mai 1909. — Journal of Nervous and
Mental Diseases, Janv. 1910, p. 49.

SANGER. — Neurologisches Centralblatt, 1901.

— Œdème de la papille et ses relations avec les tumeurs cérébrales et la trépanation. Journal of
the American medical Association, 24 sept. 1910,
p. 1100. Rev. Neur. 1911, I, p. 26.

— Aerztlicher Verein in Hamburg. Séances des 3 et
17 oct. 1900. Deutsche med. Wochenschr. 1905,
p. 1909 et 1989.

GEORGE SCHRODER. — Hospitalstidende, 16 juin 1909, et Semaine médicale, 1909, p. 622.

F. SCHULTZE. — Die Krankheiten der Hirnhäute Nothnagel,
Spezielle Path. und Ther., 1901, vol. IX, p. 78.

SICARD (J.-A.). — Ponction lombaire et tumeurs cérébrales.
Presse Médicale, 1908, n° 85, p. 701. Rev.
Neur., 1909, p. 275.

— Société de Neurologie, 12 janv. 1911, et Rev.
Neur. 1911.

SOUQUES. — A propos de la communication de M. Vincent.
Soc. de Neurol., 10 nov. 1910, et Rev. Neur. 1910, t. II,
p. 536.

SPIELMEYER. — In Centralblatt f. Nervenheilkde, vol. XXVII,
1904, et in Encephale, 1906, p. 306.

W.-G. SPILLER. — Am. Journal Med., Sc. 1902, v. 124, p. 44.

STERLIG. — Ozaburk psych. pry. nowol. morgu. Varsovie, 1910,
et Rev. Neur. 1912, t. I, p. 512, et 1910, t. I, p. 692.

G. STERTZ. — Ueber scheinbare Fehldiagnosen bei Tumoren
der motorischen Region des Groshirn nebst Beitragen zur
Kasuistik der Status hemiepilepticus bei Arteriosclerosis
cerebri und beigenutner Epilepsie. Neurol. Centralbl., 1907,
p. 349 et 393.

STRÜMPELL. — Lehrbuch, 13 Aufl. S. 506.

E. UNGER. — Guérison post-opératoire d'un cas d'arachnitis
du cervelet. Soc. de Médec. Interne de Berlin, 23 nov. 1908
et Semaine Médicale, n° 49, 2 déc. 1908, p. 587.

VELTER (E.) et CHAUVET. — Deux cas d'hypertension intra-crânienne sans tumeur cérébrale guéris par la craniectomie décompressive. Soc. Neurol. de Paris, 2 fév. Rev. Neur., 1911, I, p. 269.

WILLY VORKASTNER. — Quelques données pratiques dans le domaine de la thérapeutique des maladies nerveuses. Berlin, Klin. Wochensch., 1905, pp. 759 et 789.

VRIJDAG. — Een geval van Pseudotumor cerebri met status epilepticus bij dreigenden doordelijden af loop, genezen door trepanatie. (Ned. Tijdochr., v. Gen., 1908, n° 10). Neur. Centralbl., 1909, n° 3, p. 132.

ZYLBERLAST (Mme Nathalie) (Varsovie). — Troubles mentaux dans un cas de méningite séreuse. Rev. Neur., n° 8, 30 avril 1912, p. 535.

WEBER und SCHULTZ. — Zwei Faelle von Pseudotumor cerebri mit anatomischer Untersuchung. Monatsschrift f. Psychiatrie und Neurologie, 1908, vol. XXIII, in Supplément, p. 212 et Encéphale, 1908, t. II, p. 94.

WILLIAMS. — Intracranial neoplasms diagnosis and indications for treatement. Medical Press and Circular, London, 28 déc. 1910.

TABLE DES MATIÈRES

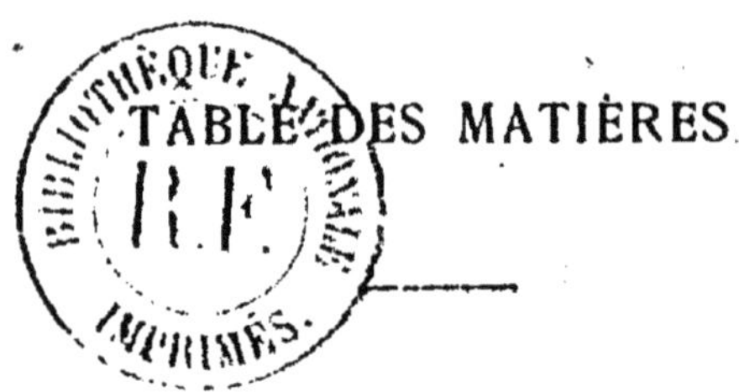

TRÉVOUX. — IMPRIMERIE J. JEANNIN.

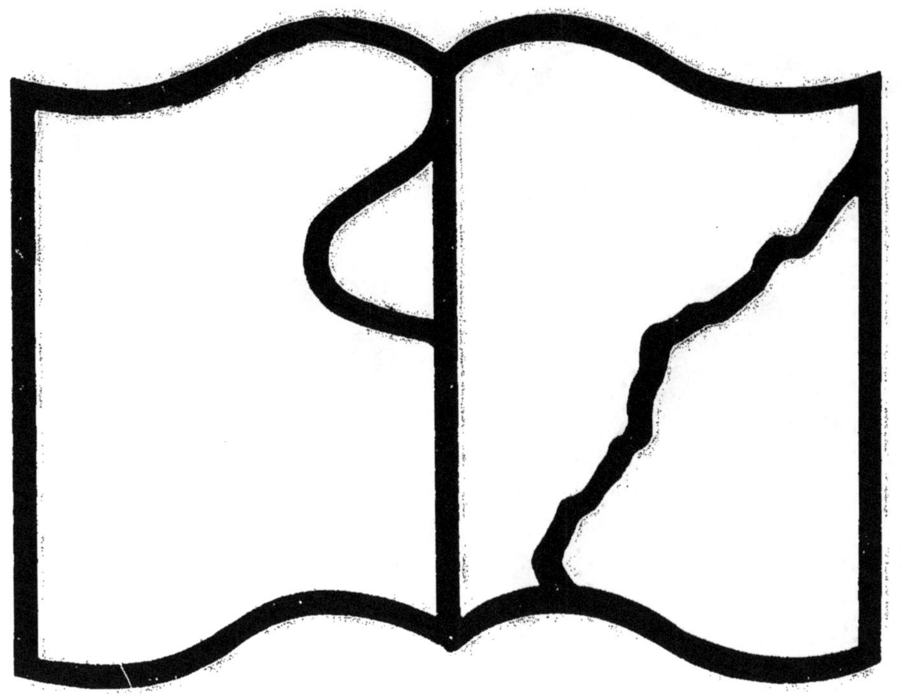

Texte détérioré — reliure défectueuse

NF Z 43-120-11

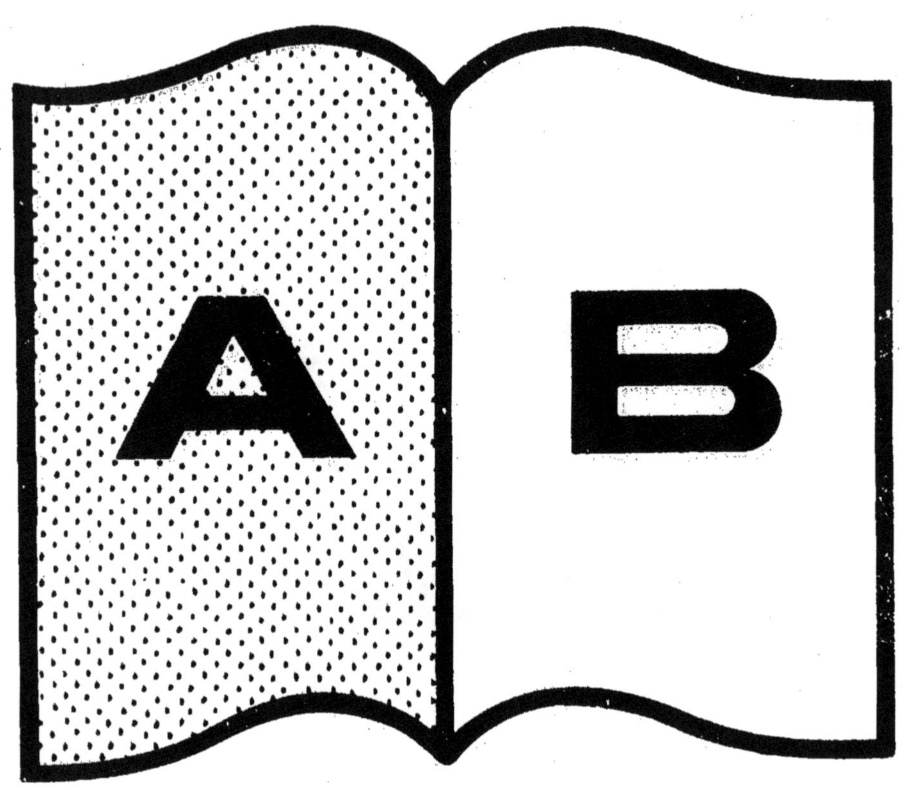

Contraste insuffisant

NF Z 43-120-14